Reza Eddin Owfi

Panorama das plantas medicinais importantes na província de Fars, Irão

Reza Eddin Owfi

Panorama das plantas medicinais importantes na província de Fars, Irão

ScienciaScripts

Cover image: www.ingimage.com

This book is a translation from the original published under ISBN 978-620-2-06905-2.

Publisher:
Sciencia Scripts
is a trademark of
Dodo Books Indian Ocean Ltd. and OmniScriptum S.R.L publishing group

120 High Road, East Finchley, London, N2 9ED, United Kingdom
Str. Armeneasca 28/1, office 1, Chisinau MD-2012, Republic of Moldova, Europe
Printed at: see last page
ISBN: 978-620-8-23437-9

Índice

Resumo:

A província de Fars, no sul do Irão, com uma área de 133 000 quilómetros quadrados, é uma das maiores províncias do país. A existência de diferentes climas na província levou-a a ser pioneira na produção e utilização de plantas medicinais no país, uma vez que é o maior exportador de plantas medicinais do país. Neste estudo, foi abordada uma visão geral das espécies medicinais mais importantes nesta província. Depois de recolhidos os dados de origem e destino e estudada a sua exatidão, de acordo com a frequência dos dados e informações contidas neste campo, foram extraídos os pontos-chave e, para facilitar a sua utilização, foram preparados em forma de tabela. Para além disso, foram ainda recolhidas informações gerais sobre as plantas medicinais mencionadas.

Palavras-chave: Província de Fars, plantas medicinais

CAPÍTULO 1

Introdução:

As ervas são os produtos mais importantes dos recursos naturais que têm um impacto positivo direto na vida das pessoas [1]. Muitos dos medicamentos que utilizamos provêm direta ou indiretamente de produtos medicinais à base de plantas [2]. A importância das plantas tem sido evidente para os seres humanos desde a antiguidade, uma vez que os egípcios têm sido peritos desde o século XVI a.C. na utilização extrema destas plantas [3].

Como já foi referido, o Egito tem uma longa história em termos de investigação nesta área. Desde os tempos antigos, os judeus também utilizavam estas plantas. A Índia também tem livros antigos muito famosos sobre ervas, chamados Caraca e Susruta. O livro de medicina mais antigo da China é atribuído a um dos seus imperadores chamado Shinon, que viveu em 2800 a.C. [4]. Entre os séculos VIII e X, os famosos cientistas iranianos Avicena e Razi brilharam neste domínio [5]. Nos países ocidentais, os progressos nesta ciência remontam ao início da Idade Média e continuam até à data, tendo sido efectuados por cientistas como Constantino, Epitome Matthiol, Dragendroff, etc. [6]. No Irão, a investigação mais exaustiva sobre este caso foi conduzida por Ali Zargari e o resultado foi publicado em cinco volumes [4]. No Irão, devido às suas localizações geográficas especiais e às diferentes condições climáticas, o Irão é o habitat de muitas variedades de plantas medicinais e, entretanto, a província de Fars é a mais relevante. Assim, de acordo com o Departamento de Recursos Naturais da província, existem mais de 1600 espécies de plantas medicinais em Fars e mais de 100 espécies são cultivadas em massa em 600 hectares de terra na província. A exportação de plantas medicinais da província para o estrangeiro em 2015 foi de 48 toneladas, pelo que a província se tornou o primeiro exportador destes produtos no país. É de salientar que a província com uma área de 133000 quilómetros quadrados inclui 8,1% da área do país que está localizada na parte sul do país e detém três climas em que o Norte e Noroeste da província tem montanhas com neve e chuva e a quantidade de precipitação é superior a 400 milímetros por ano. A zona central, com um inverno ameno e um verão quente e seco, tem uma precipitação anual de 200 a 400 milímetros. Também o Sul e o Sudeste têm um inverno ameno e um verão muito quente, com uma precipitação anual de 100 a 200 milímetros [5,8]. A figura mostra a situação da província de Fars no Irão.

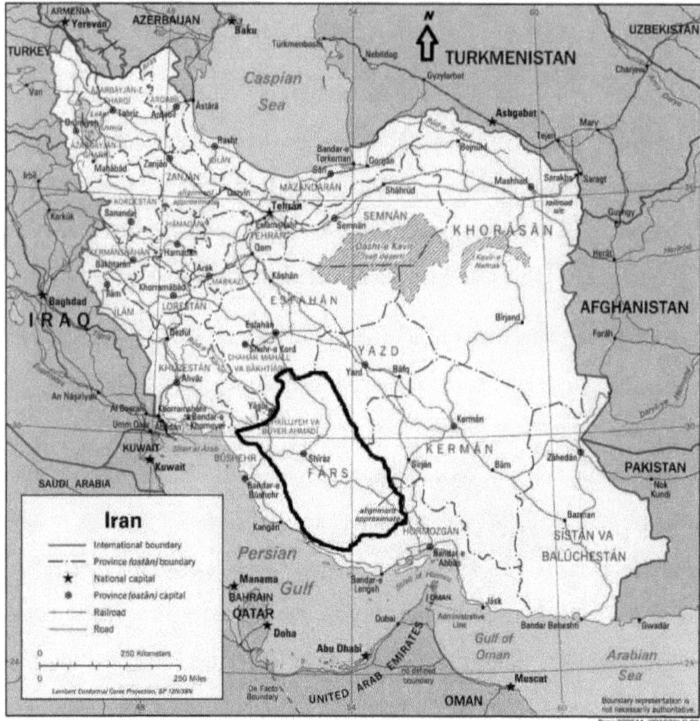

Situação da província de Fars no Irão

CAPÍTULO 2

Metodologia de investigação:

Neste estudo, foram dados os seguintes passos para a realização da investigação:

1- **Recolher informação e dados:** Dado que existem muitos recursos de plantas medicinais, mas a maior parte deles é um reflexo das experiências das pessoas, embora não seja certo, mas a maior parte delas não tem formação formal nesta área e acabou de herdar e adquirir estas práticas, o que certamente será útil para utilizar a informação, desde que a informação seja avaliada com dados científicos que foram considerados neste estudo. Para além disso, foram também utilizados os artigos e livros relevantes. A investigação está também a ser conduzida pelos departamentos de recursos naturais, agricultura, ambiente e tribos da província de Fars.
2- **Avaliação da informação e dos dados:** No que diz respeito a outros artigos, livros e investigação académica, não há qualquer problema, mas, como já foi referido, a informação sobre pessoas que têm trabalhado numa base experimental no domínio das plantas medicinais deve ser avaliada e apenas foi utilizado o tipo de informação que é cientificamente aceitável e consistente com as suas questões académicas.
3- **Extração dos dados desejados e dos dados-chave:** Devido ao grande volume de literatura sobre plantas medicinais, nesta fase, foi lançada a extração de dados-chave que eram úteis para se familiarizar com as plantas medicinais da província e, mais uma vez, para simplificar a sua utilização, foram tabulados. Para além disso, foram recolhidas informações gerais sobre as plantas medicinais mencionadas.

Conclusão:

Nesta parte, todos os resultados foram tabulados de acordo com a divisão das plantas e a sua classe e também as informações-chave e pormenorizadas de cada espécie foram apresentadas subsequentemente em

as linhas da tabela. De seguida, foram introduzidas informações gerais sobre as plantas medicinais mencionadas [1,4,9,10,11]. Deve ter-se em conta que a maioria destas plantas tem vários nomes sinónimos que podem ser encontrados em várias fontes.

Table 1. Plantas medicinais importantes da província de Fars

Divisão das Espermatófitas-Angiospérmicas Subdivisão-Dicotiledóneas Classe-(Subdivisão Dialypetalaes)

Health benefits	Effective substance	Usable parts	Major features of Botany	Species name	Family name
Anti diarrhea-Coagulater	Tannic acid	The whole plant	Bushy tree-Small fruit-Leaves change into red and green in autumn	*Rhus coriaria*	**Anacardiaceae**
Anti diarrhea and bleeding and gingivitis	Berberine-Berbamin-Palmatin-Berberobin	Root-Flower-Fruit-Skin of stem and root	Spiny bushy tree-Yellow flower and wood	*Berberis vulgaris*	**Berberidaceae**
Anti scurvy - Diuretic-Treatment of kidney stone	Vitamins-Minerals	Root	Herbal-Leaves without trichome -Swollen root	*Brassica napus*	**Cruciferae**
Anti scurvy - Wound healing	Sulforaphane	Leaf	Grass- Leaf with trichome	*Brassica oleracea*	**Cruciferae**
Headache and stuffy nose curing	Quercitin-Quinoline-Glucoquinoline	seed-leaf	Herbal-Narrow Leaves with lots Brown of hairs-yellow flower	*Cheiranthus cheiri*	**Cruciferae**
Wound healing-Anti fewer and worm	Protein-Fat	seed	Herbal-Stem Branches at ground level	*Descurainia sophia*	**Cruciferae**
Mucus producing-Treatment of gout and rheumatism	Gluconasturtin-Phenylethyl	The whole plant	Herbal-Fleshy leaves - Growing in clear water	*Nasturtium officinale*	**Cruciferae**

Whooping cough and rheumatism curing-Treatment of gallbladder stone	Sulforaphane	Juice-Root	Herbal-Swollen White or root-yellow or violet flower	***Raphnus sativus***	**Cruciferae**
Diuretic- Laxative	Sinalbin	Seed	Herbal-Covered with trichome-Yellow flower	***Sinapis alba***	**Cruciferae**
Diuretic- Anti fever and infection	Citrullin	Fruit-Seed	Yellow Bushy-flower-Fleshy fruit	***Citrullus vulgaris***	**Cucurbitaceae**
Anti worm - Diuretic	Vitamin A-vitamin C-Cellulose	Fruit-Seed	Bushy-Yellow flower -Fleshy fruit	***Cucumis melo***	**Cucurbitaceae**
Dialysis-Diuretic-Anti worm-Hygiene of skin	Mucilage-Erepsin	Fruit-Seed	Bushy-Stem with rough hairs-Big yellow flower	***Cucumis sativus***	**Cucurbitaceae**
Sweaty-Appetizer-Dialysis	Protopine-Fumoficinaline	The whole plant	Herbal-Dusty leaves- White flower	***Fumaria parviflora***	**Fumariaceae**
Diuretic- -Tonic Constipater	Ellagic acid-Geranin	The whole plant	Herbal-Multi parts Bad smell leaves-	***Geranium robertianum***	**Geraniaceae**
Tonic-Digestive-Pain killer- Anti Bile	Hyperin-Hypericin	Twig with flower	Herbal-Stem Featured numerous longitudinal lines-Oval leaves	***Hypericum perforatum***	**Hypericaceae**
Anti worm - Curing Itching Treatment of Asthma	Albizzin	Stem-Skin- -Root	Tree without Flower in thorns-white , pink and red	***Albizzia lebbek***	**Leguminosae**
Laxative-Medications sweetener	Melezitose	Manna	Herbal-Barbed stem	***Alhagi camelorum***	**Leguminosae**
Camphor oil supply	Oleic acid-Palmitic acid	Fruit	Herbal-yellow flower	***Arachis hypogaea***	**Leguminosae**
Constipater-Bronchitis Curing		Flower-Leaf-Skin	Beautiful bushy and beautiful tree-purple flower	***Cercis siliquastrum***	**Leguminosae**
Tonic-Curing Fatigue- Anti paroxysm	Proteoze-Vicilin Legumalin	Flower-Fruit-Seed	Herbal-Big and white flower	***Faba vulgaris***	**Leguminosae**
Curing cough and inflammation of stomach	Glycyrrhizin-Glycyrrhizic acid	Rhizome-Root	herbal- yellow and violet flower	***Glycyrrhizia glabra***	**Leguminosae**

Anti inflammation	Amidone	Seed	Herbal-White and small flower	*Lens culinaris*	**Leguminosae**
Curing rickets	Asparagine-Leuzin-Arginin	Twig	Herbal-Big blue and violet flower	*Medicago sativa*	**Leguminosae**
Diuretic – Curing chest pain	Coumarin-Melilotic acid	Twig with flowers	Herbal-Yellow small and aromatic flower – Trichomeless fruit	*Melilotus officinalis*	**Leguminosae**
diabetes Curing	Arginine-Fazin	Skin-Fruit-Seed	Herbal-Flower in white and yellow	*Phaseolus vulgaris*	**Leguminosae**
Diuretic	Legumolin-Vicilin-Legumin	Seed	Herbal	*Pisum sativum*	**Leguminosae**
Tonic -Softener	Trigonellin-Nicotinic acid	Stem -Seed	Herbal- Single and yellow flower	*Trigonella foenum-graecum*	**Leguminosae**
Measles Curing and smallpox and inflammation	Vicin-Legumalin-Legumin	Seed	Herbal-Violet flower	*Vicia sativa*	**Leguminosae**
Stomach tonic	Calycanthin	Root	Bushy tree – Flower herbaceous in lemon- Jar like fruit	*Chimonanthus fragrans*	**Magnoliaceae**
Softener -Curing skin irritation	Mucilage	-Root-Flower Leaf	Herbal-Stem with trichome- Long , Spindle like root	*Althaea officinalis*	**Malvaceae**
Disinfectant – Constipater-Anti fever	Eucalyptic acid-Eucalyptol	Leaf	Tree- firm wood	*Eucalyptus globulus*	**Myrtaceae**
Disinfectant	Myrtidana-Tannin-Linolein	Leaf-Fruit-Flower	Evergreen bushy tree -Leather leaves-Big and white flower	*Myrtus communis*	**Myrtaceae**
Insomnia- Curing Laxative	Papaveric acid	Petal	Herbal-Leaf with trichome- Single and red flower	*Papaver rhoeas*	**Papaveraceae**
Curing Loss of appetite and diarrhea and hemorrhage and anemia	Punicatanic acid-	Leaf-Flower-Root	Bushy tree-Rugged and firm stem-Multiple Spiny twig	*Punica granatum*	**Punicaceae**
Sweaty-Diuretic-Anti scurvy	Hydrogen cyanide	Fruit with seed	Herbal- The upper surface of the leaves dusty-Blue and purpleF flower -	*Aquilegia vulgaris*	**Ranunculaceae**

Strong aperient-Skin irritative	Delsoline-Delcozine-kaempferol	Seed	Herbal- Beautiful blue and white flower	*Consolida regalis*	**Ranunculaceae**
Aperient- Anti worm	Nigellone-Melantin-Melantigentin	Seed	Herbal-Multi parts leaves-Flower in white	*Nigella sativa*	**Ranunculaceae**
Laxative	Zizyphutanic acid-Zizynic acid	Fruit	Bushy tree - Small and yellow green flower	*Ziziphus jujuba*	**Rhamnaceae**
Anti bile -Diuretic -Curing cough - Aperient	Albuminoid-Amygdolinozid	Flower-Skin-Fruit-Seed kernel	Tree- Plain and oval leaf-Pink flower	*Amygdalus communis*	**Rosaceae**
Constipater-Dialysis	Conglotin-pangamic acid	- Seed Kernel-Fruit	Tree-Big , white and pink flower	*Armeniaca vulgaris*	**Rosaceae**
-Skin hygiene Treatment of kidney	Folic acid-Choline	Fruit	Long living tree - Aspheric fruit	*Cerasus avium*	**Rosaceae**
Curing Kidney and .liver diseases	Folic acid-Choline	Fruit	Bushy tree-With lots of shoots-Aspheric fruit	*Cerarus vulgaris*	**Rosaceae**
Curing Shortness of breath – Dialysis-Curing body hypothermia and .diarrhea	Tannin-Glucoside	Leaf-Rhizome-Fruit	Bushy tree-White flower	*Fragaria vesca*	**Rosaceae**
Diuretic-Constipater –Anti fever	Phlorizin-phloritin	Leaf-Fruit-Stem skin	Bushy tree-Upper leaf with level trichome-Big, white and pink flower	*Malus orientalis*	**Rosaceae**
Constipater-Curing hemorrhage	Malic acid-Tannin- Citric acid-Tartaric acid	Fruit-Leaf	Spiny bushy tree-Big flower in white and pink	*Mespilus germanica*	**Rosaceae**
Aperient-Skin hygiene-Anti fever	Amygdalin-Conglotin	Skin--Fruit Leaf-Flower-	Bushy tree-Narrow and long leaf	*Persica vulgaris*	**Rosaceae**
Tonic-Curing gout and rheumatism	Pyranose	Fruit	Tree-Big fruit	*Prunus sativum*	**Rosaceae**
Constipater-Diuretic- Sedative	Arbutin-phlorizin	Stem-Fruit-Leaf-Skin	Bushy tree- White and pink flower	*Pyrus communis*	**Rosaceae**
Curing Bloody diarrhea and kidney	Tannin-Malic acid-Citric acid	Leaf-Flower	Bushy tree-Flower in white and pink	*Rosa canina*	**Rosaceae**

inflammation–Anti scurvy					
Constipater-Curing hemorrhage-Skin hygiene	Cyanine	Flower bud	Spiny bushy tree-red and flower in aromatic	***Rosa gallica***	Rosaceae
Digesting - Anti paroxysm	Stachydrin-Hesperidin	Leaf-Flower_Fruit	Evergreen tree-aromatic and thick and juicy petal	***Citrus bigaradia***	**Rutacene**
Increasing white globules-Anti rheumatism and asthma	Camphen-Limonen-Geraniol-Citral	Fruit	Small tree-Strong root in white-Spiny twig	***Citrus limonum***	**Rutaceae**
Antiseptic - Mucus producing	Diastase-Citric acid-Malic acid	Fruit	Small tree-White flower with weak smell	***Citrus sinensis***	**Rutaceae**
Constipater-Diuretic-Appetizer	Scoline-Gallic acid	Manna-Skin	Tree-Narrow and dark green leaf-Dark red branch	***Tamarix gallica***	**Tamaricaceae**
Anti nausea and stomach ache	Limonene-Carvon-phellandren	Leaf-Fruit	Herbal-White root-Small and yellow flower	***Anethum graveolens***	**Umbelliferae**
Diuretic-Anti bloating	Apiine-Apiiose	The whole plant	Herbal—Small flower in white green	***Apium graveolens***	**Umbelliferae**
Diuretic-Anti bloating and paroxysm	Wax-Mucilage-Carvon-Dihydrocarveol	Stem-Leaf-Fruit	Herbal-White pink flower small	***Carum carvi***	**Umbelliferae**
Diuretic– Anti bloating and paroxysm	Phellandren-Coriandrol	Seed	Herbal-Full of leaves in green-Big and white flower	***Coriandrum sativum***	**Umbelliferae**
Diuretic-Skin hygiene	Limonin	Fruit-Root	Herbal-Small flower in yellow	***Daucus carota***	**Umbelliferae**
Diuretic-Sedation	Anethol-Estragol-phenone-phellandren	Root-Leaf-Fruit	Herbal-Aromatic -Yellow flower	***Foeniculum vulgare***	**Umbelliferae**
Anti paroxysm and ache stomach	Cadinen-Cadinol-Umbelliferon	Plant juice	Thick Stem-yellow – Flower in Leaf with trichome	***Ferula gummosa***	**Umbelliferae**
Anti bloating	Butyrate Methylic-Butyrate ethylic-Acetate	Root-Stem-Flower	Herbal-Aromatic-White flower	***Heracleum persicum***	**Umbelliferae**

Diuretic-Curing Shortness of breath and hepatitis	Apiiosid-Apiiose-Apiine	Root-Stem-Flower	Herbal-Small and green flower	*Petroselinum crispum*	**Umbelliferae**
Anti bloating	Anisic acid-Methyl chavi	Fruit	Herbal-flower in white Small	*Pimpinella anisum*	**Umbelliferae**
Softener-Sweaty_Mucus producing	Violin	Flower -Leaf-Root-Seed	Herbal-Heartlike Leaf-Single violet flower-Frout with trichome	*Viola odorata*	**Violaceae**
Tonic-Constipater-Diuretic-Anti fever blister	Succilic acid-Vitin-Glucolic acid	Plant jouce-Fruit-Leaf	Climber tree – Knotted stem	*Vitis vinifera*	**Vitaceae**
Sleep cousing-Sweaty-Anti worm	Harmin-Harmalin-Harmalol	Seed	Herbal-Full of green leaves-Big white flower	*Peganum harmala*	**Zygophyllaceae**
-Tonic- Appetizer Bladder and kidney stone exertion- Blood pressure reduction	Resin-Polyphenol-Arabinose	Fruit -Root Seed-Leaf	Herbal-Stem with hairs	*Tribulus terrestris*	**zygophyllaceae**

Table 2. Plantas medicinais importantes na província de Fars

(Divisão das Espermatófitas - Subdivisão Angiospérmicas - Classe das Dicotiledóneas - Subdivisão das Simetáceas)

Health benefits	Effective substance	Usable parts	Major features of Botany	Species name	Family name
Curing paroxysm and dizziness	Citronel-Citral	Shoot-Leaf	Herbal-Sharp tip leaf-White flower	*Melissa officinalis*	**Lobiateae**

Anti bloating	Tannin-Menthol-Isomenthol	Flowering Leaf shoot-	Herbal-With rhizome and stolon	*Mentha piperita*	**Lobiateae**
- Anti bloating Disinfectant	Pectin-Resin-Pulegiun	Aerial parts of the plant	Herbal-Cylindrical appereance	*Mentha pulegium*	**Lobiateae**
Curing dizziness and nausea and cough	Estragol-Ocimune	Whole of the plant	Herbal-Sharp tip leaf – White flower	*Ocimum basilicum*	**Lobiateae**
Anti Diuretic-bloating	Citrosol-Ursolic acid	Aerial parts of the plant	Herbal- stem color darker than leaves	*Satureja hortensis*	**Lobiateae**
Dialysis-Curing Diarrhea and asthma	mucilage	Leaf-Root-Seed	Herbal-Nervure Throughout the leaf	*Plantago major*	**Plantaginaceae**
Aperient	Tannin-Amidone-Plumbagin-Gallic acid	Root	Herbal-Leaves aspheric at base. other leaves sharp tip and narrow - Light blue flower	*Plumbago europaea*	**Plumbaginaceae**
Curing bloating and epilepsy y and paroxysm	Tannin-Valerinic acid-Valerin	Root-Rhizome	Herbal-Aromatic white pink flower-With Rhizome-plenty of roots	*Valeriana officinalis*	**Volerianaceae**

Table 3. Plantas medicinais importantes na província de Fars

(Divisão das Espermatófitas - Angiospérmicas Subdivisão - Classe das Dicotiledóneas - Subdivisão das Monoclamídeas)

Health benefits	Effective substance	Usable parts	Major features of Botany	Species name	Family name
Curing asthma, constipation and rheumatism	Spinacine-Neoxanthin-Violaxanthin	Leaf	Herbal-Triangular leaf	*Spinacia oleracea*	**Chenopodiaceae**

Constipater-Anti fever	Amino acids	Leaf-Dried fruit	Tree-Small flower	*Elaeagnus angustifolia*	**Elaeagnaceae**
Aperient	Euphorbon-Euphorbic acid	Root-Seed	Herbal-Small red flower	*Euphorbia helioscopia*	**Euphorbiaceae**
Curing tuberculosis and hemorrhage and rickets	Tannin-Galotanic acid-Digallic acid	Leaf-Skin-Fruit-Gall	Tree-Aspheric female flower-hanging male flower	*Quercus tourn*	**Fagaceae**
Diabetes Curing and tuberculosis – Anti worm	Juglon-Citric acid-Gallic acid-Digallic acid	Wood-Leaf - Fruit	Tree-Hanging male flower-Vertical female flower	*Juglans regia*	**Juglandaceae**
Aperient- Anti parasite	Vitamin C-Betacarotene	Fruit-Leaf-Latex	Tree-Rough leaf	*Ficus carica*	**Moraceae**
Curing - Laxative chest pain	Resveratrol-Tannin	Fruit	Tree-Light green leaf	*Morus alba*	**Moraceae**
Anti worm- Curing sore throat	Gallic acid-Ellagic acid-Anthocyanin	Fruit-Skin-Root	Tree-Dark green leaf	*Morus nigra*	**Moraceae**
Curing skin rash and voice hoarseness	Tannin-phenol	Skin-Leaf-Root	Tree-White trunk	*Platanus orientalis*	**platanaceae**
Curing Gingivitis	Remicin	Leaf-Seed-Root	Herbal-Sharp tip leaf- Small flower	*Rumex acetosa*	**polygonaceae**
Anti fever-Anti paroxysm	Salicid-Helicin-Salicozid	Skin	Tree- Silver white leaf-Surface of the leaf with white hairs	*Salix alba*	**Salicaceae**

Table 4. planta medicinal importante na província de Fars (Divisão Spermatophytes-Subdivisão Angiospermas-Classe Monocotiledóneas)

Health benefits	Effective substance	Usable parts	Major features of Botany	Species name	Family name
	Narcinin-Tazenin	Bulb	White flower and aromatic-Narrow and long leaf	*Narcissus tazetta*	**Amaryllіaceae**
Curing hepatitis-Diuretic	Coniferin-Asparaguse	Rhizome-Root	Herbal-Squamous leaf–With rhizome	*Asparagus officinalis*	**Asparagaceae**
Diuretic - Laxative–Wound healing	Vitamin A-E-B - Betaglucan	Bud-Seed	Herbal- Long fruit	*Avena sativa*	**Graminaceae**
Anti fever-Diuretic-Curing Diarrhea and nephritis	Albuminoid – Diastase-Enzyme-Amylose	Bud-Seed	Herbal-Rough and intermittent leaf	*Hordeum vulgare*	**Graminaceae**
Curing diarrhea and ulcers	Amidone-Niacin-Thiamin-Riboflavin	Seed	Herbal-Annual- Large and narrow leaf	*Oryza sativa*	**Graminaceae**
Laxative-Softener	Amidone-Secalose	Bud-seed	Herbal-Rough and wide leaf	*Secale cereale*	**Graminaceae**
Curing asthma and inflammation-Anti poison	Gluten-Amidone-Cellulose	Bud-seed	H-erbal-Annual	*Triticum sp*	**Graminaceae**
Curing toothache	Crocin-Crocetin	Stigula - Style	Herbal-Hard bulb-violet flower	*Crocus sativus*	**Iridaceae**
Diuretic Aperient-Curing whooping cough –Anti worm	Ascorbic acid Iridine-Irigenin	Rhizome	Herbal With rhizome Large . fragrant and white flower	*Iris florentina*	**Iridaceae**
Antiseptic-Diuretic-Curing diabetes	Citric acid-Anthocyanin	Bulb	Herbal	*Allium cepa*	**liliaceae**

Curing Indigestion, obesity and joint pain	Hemolysin-Maltase	Bulb-Leaf	Herbal- Band and wide leaf	***Allium porrum***	**liliaceae**
Disinfectant-Anti worm-Decreasing blood pressure	Allyl-Allylpropylle	Bulb	Herbal- White flower	***Allium sativum***	**liliaceae**
Curing cough and chest pain	Mucilage-Glucose	Fruit	Tree-Big trunk- Big leaf	***Phoenix dactylifera***	**Palmaceae**

Table 5. Plantas medicinais importantes na província de Fars (Divisão Spermatophytes-Subdivisão Gymnosperms)

Health benefits	Effective material	Usable parts	Major features of Botany	Species name	Family name
Vasoconstrictor -Curing diarrhea and .bleeding	Tannin-Essence	Wood-Fruit	Tree-Very small and triangular leaf-Smooth and red grey trunk	***Cupressus sempervirens***	**Cupressaceae**
Curing cough-Diuretic	Coniferylic acid	Seed-Bud	Tree-Fractured and red Skin trunk	***Pinus silvestris***	**pinaceae**

CAPÍTULO 3

Informações gerais sobre as plantas medicinais mencionadas:

Nesta secção, são referidas informações gerais sobre as plantas medicinais mencionadas, tendo em conta a sua classificação [1,4,9,10,11]. Como já foi dito, a maioria destas plantas tem vários nomes sinónimos que podem ser encontrados em vários recursos.

1-Espermatófitas Divisão-Angiospérmicas Subdivisão-Dicotiledóneas Classe-Subdivisão Dialipétalas:

Rhus coriaria: O Rhus coriaria é um arbusto de folha caduca que cresce até 3 m. As flores são hermafroditas (têm órgãos masculinos e femininos) e são polinizadas por abelhas. Adequado para: solos ligeiros (arenosos), médios (argilosos) e pesados (argilosos) e prefere solos bem drenados. pH adequado: solos ácidos, neutros e básicos (alcalinos). Não pode crescer à sombra. Prefere o solo seco ou húmido. Dá-se bem num solo fértil e bem drenado, a pleno sol. As folhas e as sementes são adstringentes, diuréticas, estípticas e tónicas. São utilizadas no tratamento da disenteria, da hemoptise e da conjuntivite. As sementes são ingeridas antes de uma refeição para provocar o apetite. Aconselha-se alguma prudência na utilização das folhas e dos caules desta planta, ver as notas acima sobre a toxicidade. A planta contém substâncias tóxicas que podem causar irritações graves em algumas pessoas. Tanto a seiva como o fruto são venenosos.

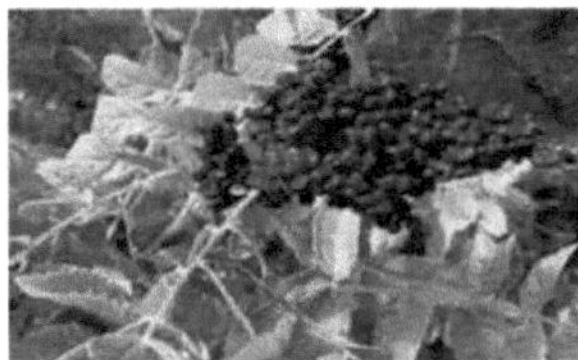
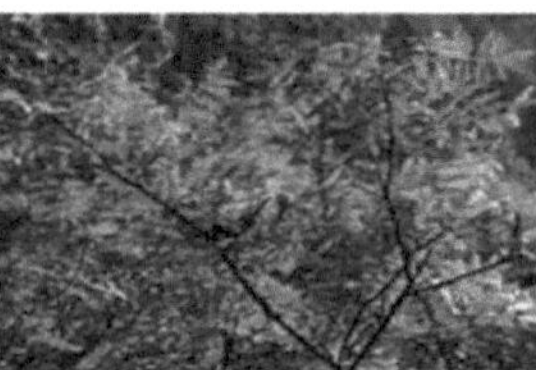
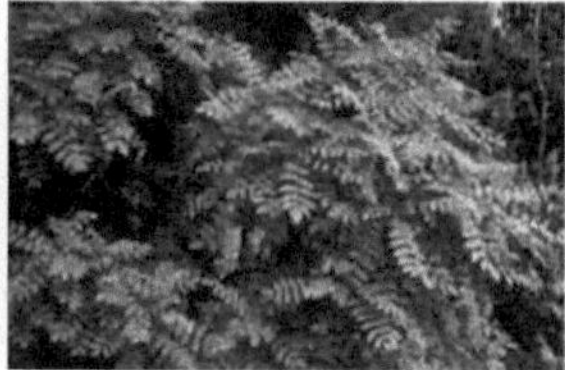

Berberis vulgaris: A Berberis vulgaris é um arbusto de folha caduca que cresce até 3 m por 2 m a um ritmo médio. As flores são hermafroditas (têm órgãos masculinos e femininos) e são polinizadas por insectos e por si próprias. A planta é auto-fértil. É conhecida por atrair a vida selvagem. Adequado para: solos ligeiros (arenosos), médios (argilosos) e pesados (argilosos) e pode crescer em solos argilosos pesados e nutricionalmente pobres. pH adequado: solos ácidos, neutros e básicos (alcalinos). Pode crescer à meia-sombra (bosque ligeiro) ou sem sombra. Prefere solos secos ou húmidos. A bérberis é utilizada desde há muito tempo como remédio herbal para o tratamento de uma série de problemas. Todas as partes da planta podem ser utilizadas, embora a casca amarela da raiz seja a fonte mais concentrada de ingredientes activos. Atualmente, a planta é utilizada principalmente como tónico para a vesícula biliar para melhorar o fluxo da bílis e melhorar condições como dores na vesícula biliar, cálculos biliares e iterícia. A casca e a casca da raiz são anti-sépticas, adstringentes, colagogas, hepáticas, purgativas, refrigerantes, estomacais e tónicas. A casca é colhida no verão e pode ser seca para ser armazenada. É especialmente útil em casos de iterícia, debilidade geral e biliosidade, mas deve ser utilizada com precaução. As flores e a casca do caule são anti-reumáticas. As raízes são adstringentes e anti-sépticas. Foram pulverizadas num pouco de água e usadas para tratar úlceras na boca. Um chá das raízes e dos caules tem sido usado para tratar úlceras no estômago. A casca da raiz também tem sido usada como purgante e tratamento para a diarreia e é diaforética. Uma tintura da casca da raiz tem sido usada no tratamento de reumatismo, ciática, etc. A casca da raiz é uma fonte rica do alcaloide berberina - cerca de 6%. A berberina, universalmente presente nos rizomas das espécies de Bérberis, tem efeitos antibacterianos assinaláveis. Dado que não é sensivelmente absorvida pelo organismo, é utilizada por via oral no tratamento de várias infecções entéricas, nomeadamente a disenteria bacteriana. Não deve ser utilizada com espécies de Glycyrrhiza (alcaçuz) porque anula os efeitos da berberina. A berberina demonstrou também uma atividade antitumoral e é igualmente eficaz no tratamento de olhos hipersensíveis, pálpebras inflamadas e conjuntivite. Um chá feito a partir dos frutos é antipruriginoso, anti-sético, aperitivo, adstringente, diurético, expetorante e laxante. É também utilizado como febrífugo. O fruto, ou o sumo acabado de espremer, é utilizado no tratamento de problemas do fígado e da vesícula biliar, cálculos renais, dores menstruais, etc. As folhas são adstringentes e antiescorbúticas. Um chá feito com as folhas é utilizado no tratamento da tosse. A planta (provavelmente a casca interna) é usada pelos homeopatas como um remédio valioso para a insuficiência renal e hepática. Outros usos incluem a malária e a abstinência de ópio e morfina. Casca em doses de 4 mg ou mais; estupor, hemorragias nasais, vómitos, diarreia e irritação dos rins. Contraindicado durante a gravidez devido ao risco de aborto.

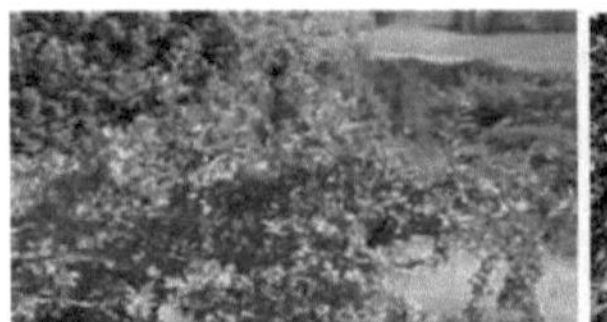 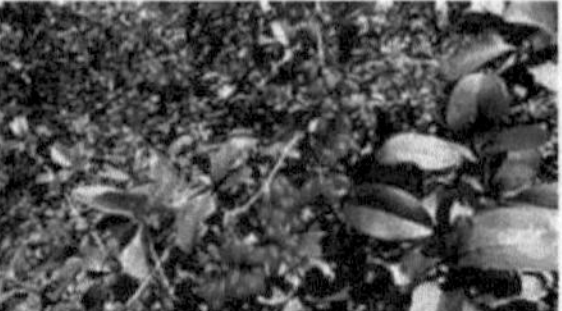 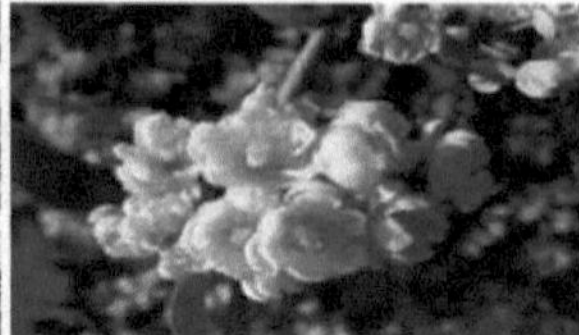

Brassica napus: A Brassica napus é uma planta ANUAL/BIENAL que cresce até 1,2 m. As flores são hermafroditas (têm órgãos masculinos e femininos) e são polinizadas por abelhas. A planta é auto-fértil. Apto para: solos ligeiros (arenosos), médios (argilosos) e pesados (argilosos), prefere solos bem drenados e pode crescer em solos argilosos pesados. pH adequado: solos ácidos, neutros e básicos (alcalinos) e pode desenvolver-se em solos muito ácidos e muito alcalinos. Pode crescer à meia-sombra (bosque ligeiro) ou sem sombra. Prefere o solo húmido. A raiz é emoliente e diurética. O sumo das raízes é utilizado no tratamento da tosse crónica e dos catarros brônquicos. A semente, em pó, com sal, é considerada um remédio popular para o cancro. O óleo de colza é utilizado em massagens e banhos de óleo, acredita-se que fortalece a pele e a mantém fresca e saudável. Com cânfora, é aplicado como remédio para o reumatismo e as articulações rígidas. É colocado no ouvido para aliviar dores de ouvido. O óleo contido nas sementes de algumas variedades desta espécie pode ser rico em ácido erúcico, que é tóxico. No entanto, foram selecionadas cultivares modernas que estão praticamente isentas de ácido erúcico.

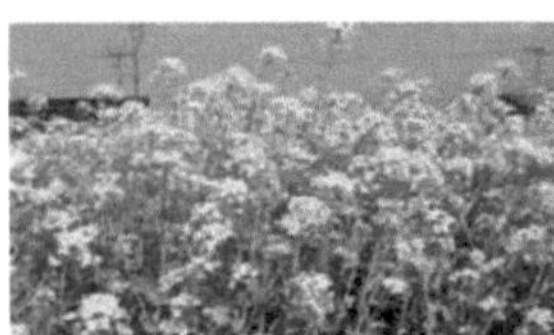 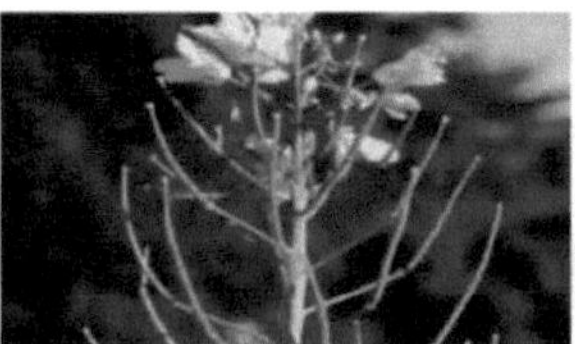 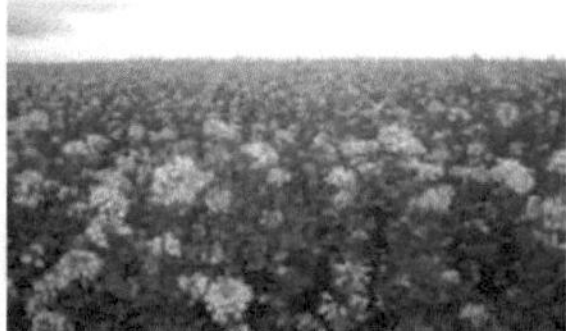

Brassica oleracea: A Brassica oleracea é uma BIENAL que cresce até 0,8 m. As flores são hermafroditas (têm órgãos masculinos e femininos) e são polinizadas por abelhas. A planta é auto-fértil. Apto para: solos leves (arenosos), médios (argilosos) e pesados (argilosos), prefere solos bem drenados e pode crescer em solos argilosos pesados. pH adequado: solos ácidos, neutros e básicos (alcalinos). Pode crescer à meia-sombra (bosque ligeiro) ou sem sombra. Prefere o solo húmido. A planta tolera a exposição marítima. A couve é utilizada para as dores de estômago, o excesso de ácido gástrico, as úlceras gástricas e intestinais e uma doença gástrica chamada síndroma de Roemheld. A couve é igualmente utilizada para tratar a asma e os enjoos matinais. As couves são igualmente utilizadas para prevenir a fraqueza dos ossos (osteoporose), bem como o cancro do pulmão, do estômago, do cólon, da mama e outros tipos de cancro. As mulheres que amamentam aplicam por vezes folhas de couve e extractos de folhas de couve nos seus seios para aliviar o inchaço e as dores. A cataplasma de ervas para o tratamento de lesões externas é o mais conhecido de todos os medicamentos à base de ervas derivados da couve. Esta forma do remédio é preparada utilizando as folhas das couves selvagens ou cultivadas. Para ajudar na desintoxicação do fígado, as folhas da couve selvagem são frequentemente consumidas cruas ou podem ser consumidas cozinhadas para ajudar na digestão. Nesta perspetiva, a utilização da couve pelos antigos romanos como remédio para a ressaca pode ser considerada sensata e até inteligente. O efeito desintoxicante da couve é significativo, ao mesmo tempo que o vegetal é considerado muito útil no tratamento da artrite dolorosa a longo prazo. A doença de deficiência de vitamina C, chamada escorbuto, pode ser combatida e curada através da ingestão de couve crua rica em vitamina C. As folhas de couve embaladas eram frequentemente utilizadas como remédios tópicos para o eczema em muitas partes da Europa nos tempos antigos. Como remédio tópico, a couve era também utilizada para o tratamento de diferentes doenças que afectavam as pernas - incluindo as veias varicosas e no alívio de úlceras das pernas de todos os tipos. Quando utilizada como remédio interno e externo, a couve é útil principalmente devido ao seu elevado teor de enxofre, o mineral destrói os fermentos no sangue e é particularmente eficaz como tratamento de doenças de pele de todos os tipos. As pessoas afectadas pela frieza persistente nos pés podem beneficiar da inclusão da couve na sua dieta diária, uma vez que o enxofre é considerado um dos elementos que pode induzir um aumento da produção de calor no corpo. A couve pode afetar os níveis de açúcar no sangue em pessoas com diabetes. Esteja atento a sinais de baixo nível de açúcar no sangue (hipoglicemia) e monitorize cuidadosamente o seu nível de açúcar no sangue se tiver diabetes e consumir couve.

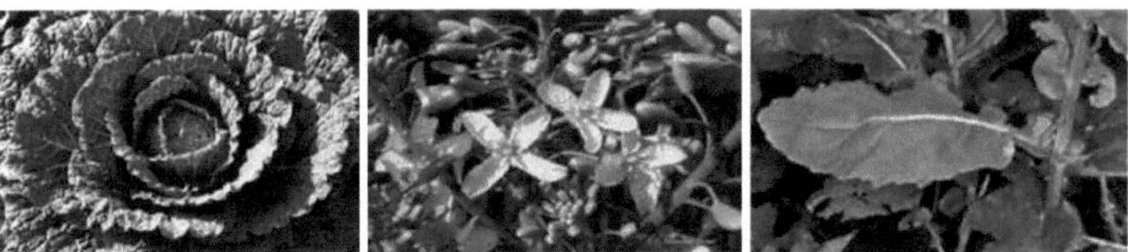

Cheiranthus cheiri: Cheiranthus cheiri é uma planta perene que cresce até 0,5 m. As flores são hermafroditas (têm órgãos masculinos e femininos) e são polinizadas por abelhas e moscas. É conhecida por atrair a vida selvagem. Apto para: solos ligeiros (arenosos), médios (argilosos) e pesados (argilosos), prefere solos bem drenados e pode crescer em solos nutricionalmente pobres. pH adequado: solos neutros e básicos (alcalinos) e pode desenvolver-se em solos muito alcalinos. Não pode crescer à sombra. Prefere solos secos ou húmidos. A planta tolera a exposição marítima. Antigamente, a flor de muralha era utilizada principalmente como diurético e emenagogo, mas estudos recentes mostraram que é mais valiosa pelo seu efeito no coração. Em pequenas doses é um cardiotónico, apoiando um coração fraco de forma semelhante à dedaleira (Digitalis purpurea). No entanto, em doses mais do que pequenas, é tóxico e, por isso, raramente é utilizado na medicina herbal. As flores e os caules são anti-reumáticos, antiespasmódicos, cardiotónicos, emenagogos, nervinosos, purgativos e resolventes. São utilizadas no tratamento da impotência e da paralisia. O óleo essencial é normalmente utilizado. Este deve ser utilizado com precaução porque grandes doses são tóxicas. A planta contém o composto químico cheirantina que tem uma ação cardiotónica mais forte do que a digitalis (obtida a partir de espécies de Digitalis). Se for tomado em grandes doses, é muito tóxico, pelo que esta planta não deve ser usada medicinalmente sem a supervisão de um especialista. As sementes são afrodisíacas, diuréticas, expectorantes, estomacais e tónicas. São utilizadas no tratamento de bronquite seca, febres e ferimentos nos olhos. Diz-se que a planta é venenosa se for utilizada em grandes quantidades.

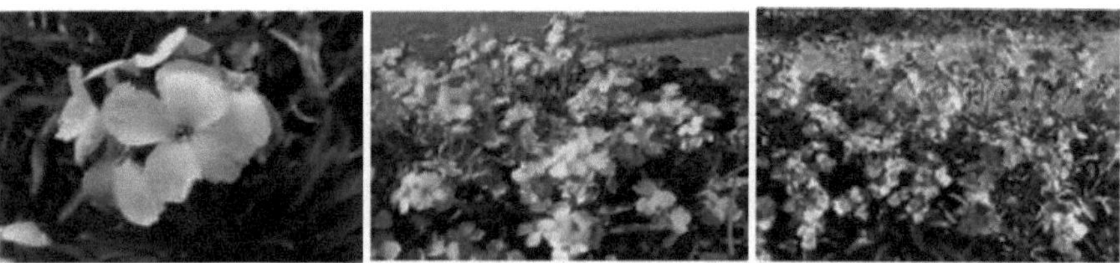

Descurainia Sophia: A Descurainia sophia é uma planta ANUAL/BIENAL que cresce até 0,9 m. As flores são hermafroditas (têm órgãos masculinos e femininos) e são polinizadas pelo Self. A planta é auto-fértil. Apto para: solos ligeiros (arenosos), médios (argilosos) e pesados (argilosos). pH adequado: solos ácidos, neutros e básicos (alcalinos). Pode crescer à meia-sombra (bosque ligeiro) ou sem sombra. Prefere o solo húmido. Uma cataplasma da planta tem sido usada para aliviar a dor de dentes. O sumo da planta tem sido usado no tratamento de tosse crónica, rouquidão e dor de garganta ulcerada. Uma forte decocção da planta provou ser excelente no tratamento da asma. As flores e as folhas são antiescorbúticas e adstringentes. A semente é considerada cardiotónica, demulcente, diurética, expetorante, febrífuga, laxante, restauradora e tónica. É utilizada no tratamento da asma, febres, bronquite, edemas e disenteria. É também utilizada no tratamento de vermes e de queixas de cálculos. É decocto com outras ervas para o tratamento de várias doenças. As sementes formaram um remédio especial para a ciática. Uma cataplasma das sementes moídas tem sido usada em queimaduras e feridas.

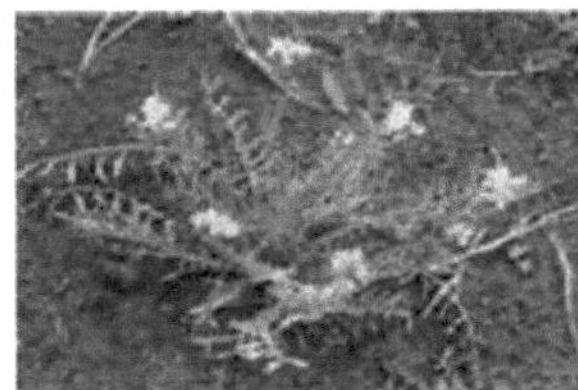
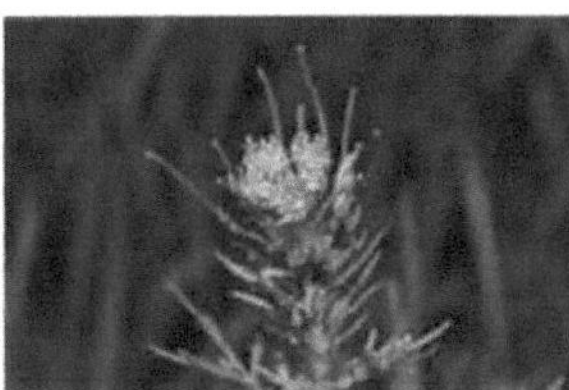
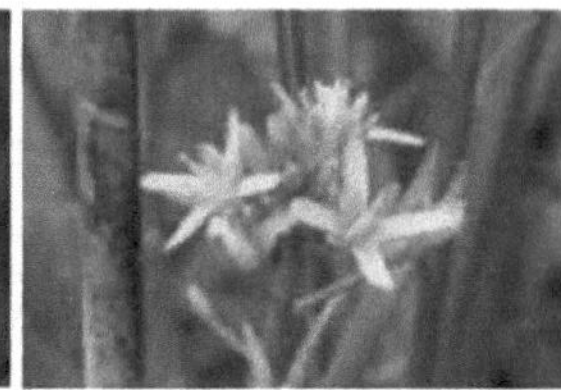

Nasturtium officinale: Nasturtium officinale é uma planta PERENAL que cresce rapidamente até 0,5 m por 1 m. As flores são hermafroditas (têm órgãos masculinos e femininos) e são polinizadas por abelhas e moscas. A planta é auto-fértil. É conhecida por atrair a vida selvagem. Adequado para: solos ligeiros (arenosos), médios (argilosos) e pesados (argilosos). pH adequado: solos ácidos, neutros e básicos (alcalinos). Não pode crescer à sombra. Prefere o solo húmido e pode crescer na água. O agrião é muito rico em vitaminas e minerais, sendo desde há muito apreciado como planta alimentar e medicinal. Considerado uma erva depurativa, o seu elevado teor em vitamina C torna-o um remédio particularmente valioso para as doenças crónicas. As folhas são antiescorbúticas, depurativas, diuréticas, expectorantes, purgativas, hipoglicémicas, odontalgicas, estimulantes e estomacais. A planta tem sido utilizada como um produto específico no tratamento da tuberculose. O sumo recém-espremido tem sido utilizado interna e externamente no tratamento de doenças do peito e dos rins, irritações crónicas e inflamações da pele, etc. Aplicado externamente, tem uma reputação de longa data como um tónico capilar eficaz, ajudando a promover o crescimento de cabelo espesso. Diz-se que uma cataplasma das folhas é um tratamento eficaz para curar tumores glandulares ou inchaços linfáticos. Aconselha-se alguma precaução, pois o uso excessivo da planta pode provocar perturbações gástricas. As folhas podem ser colhidas durante quase todo o ano e são utilizadas frescas. Embora a planta seja muito saudável e nutritiva, deve ter-se algum cuidado se for colhida na natureza. As plantas que crescem na água que escorre dos campos onde pastam animais, nomeadamente ovelhas, não devem ser utilizadas cruas. Isto deve-se ao risco de estarem infestadas com o parasita da fasciolose hepática. A cozedura das folhas, no entanto, destrói os parasitas e torna a planta perfeitamente segura para consumo. Pode inibir o metabolismo do paracetamol.

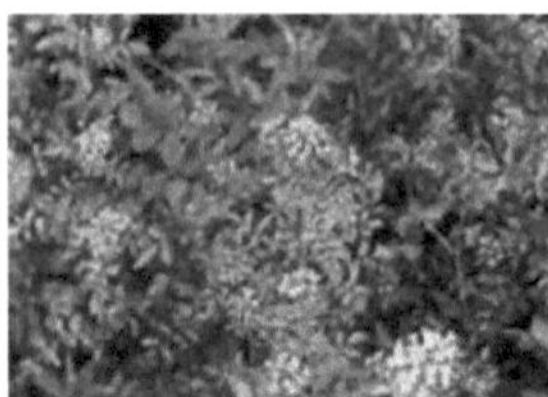 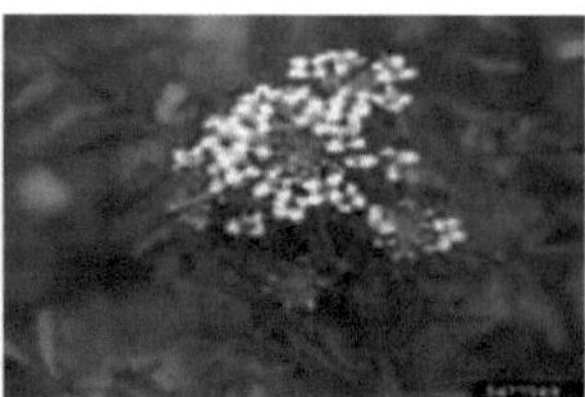 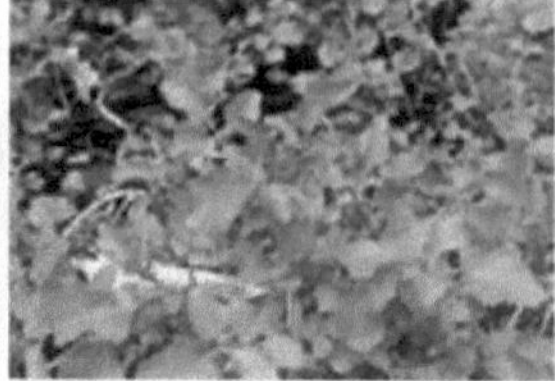

Rhaphnus sativus: Raphanus sativus é uma planta ANUAL que cresce rapidamente até 0,5 m por 0,2 m. As flores são hermafroditas (têm órgãos masculinos e femininos) e são polinizadas por abelhas e moscas. Adequado para: solos leves (arenosos), médios (argilosos) e pesados (argilosos). pH adequado: solos neutros e básicos (alcalinos). Pode crescer à meia-sombra (bosque ligeiro) ou sem sombra. Prefere os solos húmidos. Os rabanetes são cultivados desde há muito tempo como cultura alimentar, mas têm também várias acções medicinais. As raízes estimulam o apetite e a digestão, tendo um efeito tónico e laxante sobre os intestinos e estimulando indiretamente o fluxo da bílis. O consumo de rabanete resulta geralmente numa melhoria da digestão, mas algumas pessoas são sensíveis à sua acidez e à sua ação robusta. A planta é utilizada no tratamento de parasitas intestinais, embora não seja especificada a parte da planta utilizada. As folhas, as sementes e as raízes velhas são utilizadas no tratamento da asma e de outras afecções do peito. O sumo das folhas frescas é diurético e laxante. A semente é carminativa, diurética, expetorante, laxante e estomacal. É tomada internamente no tratamento de indigestão, inchaço abdominal, gases, regurgitação ácida, diarreia e bronquite. A raiz é antiescorbútica, antiespasmódica, adstringente, digestiva e diurética. É esmagada e utilizada como cataplasma para queimaduras, contusões e pés malcheirosos. Os rabanetes são também um excelente remédio alimentar para pedras, cascalho e doenças escorbúticas. A raiz é melhor colhida antes de a planta florescer. A sua utilização não é recomendada se o estômago ou os intestinos estiverem inflamados. A planta contém rafanina, que é antibacteriana e antifúngica. Inibe o crescimento de Staphylococcus aureus, E. coli, estreptococos, pneumococos, etc. A planta também apresenta atividade anti-tumoral. Os rabanetes japoneses têm concentrações mais elevadas de glucosinolato, uma substância que actua contra a glândula tiroide. É provavelmente melhor remover a pele.

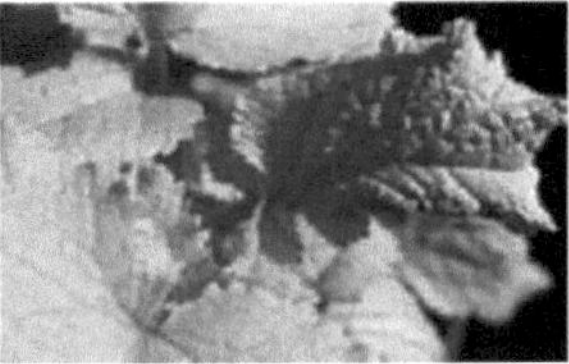
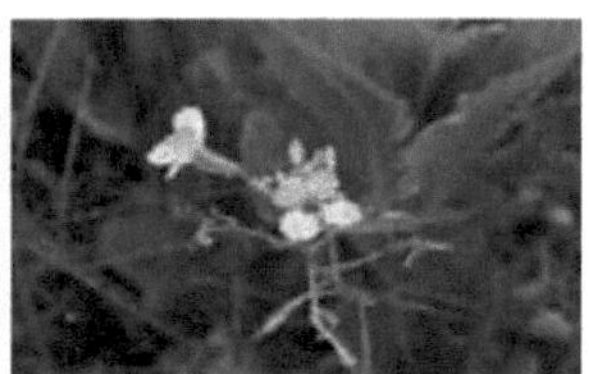
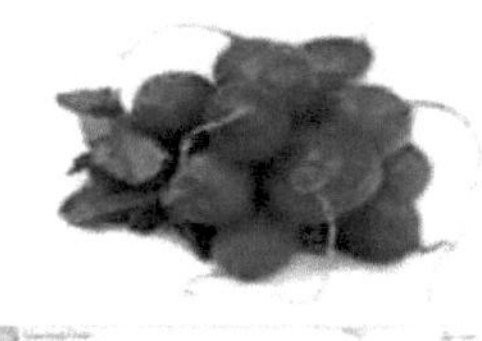

Sinapis alba: A Sinapis alba é uma planta ANUAL que cresce rapidamente até 0,6 m por 0,3 m. As flores são hermafroditas (têm órgãos masculinos e femininos) e são polinizadas por abelhas, moscas e vento. Adequado para: solos ligeiros (arenosos), médios (argilosos) e pesados (argilosos) e prefere solos bem drenados. pH adequado: solos ácidos, neutros e básicos (alcalinos). Pode crescer à meia-sombra (bosque ligeiro) ou sem sombra. Prefere solos húmidos. A semente é antibacteriana, antifúngica, aperitiva, carminativa, diaforética, digestiva, diurética, emética, expetorante, rubefaciente e estimulante. A semente tem uma ação catártica devido à libertação hidrolítica de sulfureto de hidrogénio. Na China, é utilizada no tratamento da tosse com catarro abundante, da tuberculose e da pleurisia. A semente raramente é utilizada como medicamento interno no Ocidente. Externamente, é normalmente transformada em emplastros de mostarda (utilizando a semente moída), cataplasmas ou adicionada à água do banho. É utilizado no tratamento de infecções respiratórias, articulações artríticas, frieiras e erupções cutâneas, etc. Numa proporção de 1:3, a semente tem uma ação inibidora do crescimento de fungos. Deve-se ter cuidado ao usar este remédio porque a semente contém substâncias que são extremamente irritantes para a pele e membranas mucosas. As folhas são carminativas. A semente contém substâncias que irritam a pele e as mucosas. A planta é possivelmente venenosa após a formação das vagens. Possível alergia à mostarda, especialmente em crianças e adolescentes. Possível retenção das sementes nos intestinos em caso de ingestão.

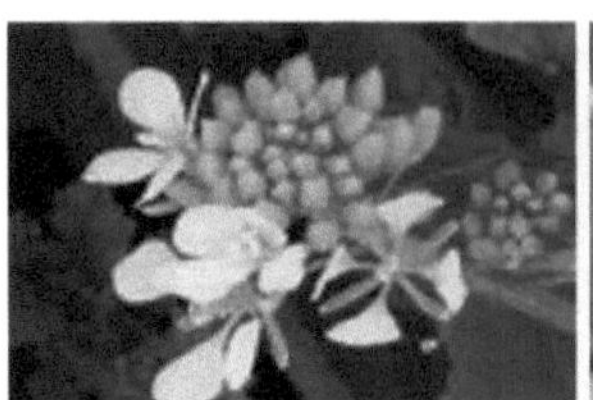 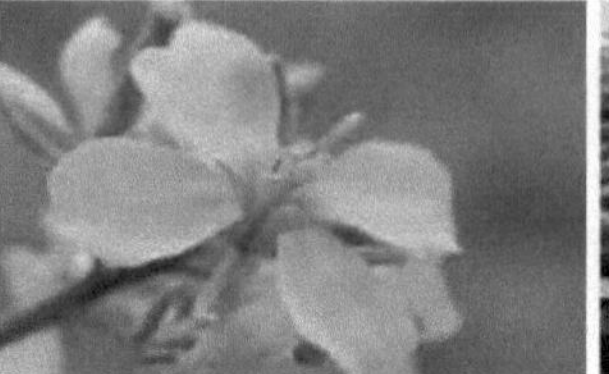 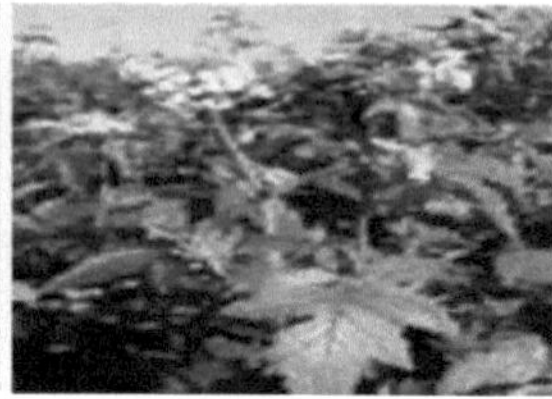

Citrullus vulgaris: A Citrullus vulgaris é uma planta ANUAL que cresce até 0,5 m por 2 m. As flores são monóicas (as flores individuais são masculinas ou femininas, mas ambos os sexos podem ser encontrados na mesma planta) e são polinizadas por insectos. A planta é auto-fértil. Adequado para: solos ligeiros (arenosos) e médios (argilosos) e prefere solos bem drenados. pH adequado: solos ácidos, neutros e básicos (alcalinos). Não pode crescer à sombra. Prefere os solos secos ou húmidos e suporta a seca. A semente é demulcente, diurética, peitoral e tónica. É por vezes utilizada no tratamento das vias urinárias e tem sido utilizada para tratar a incontinência urinária. A semente é também um bom vermífugo e tem uma ação hipotensora. Um óleo gordo presente na semente, bem como extractos aquosos ou alcoólicos, paralisam as ténias e as lombrigas. O fruto, consumido quando totalmente maduro ou mesmo quando quase pútrido, é utilizado como febrífugo. O fruto é também diurético, sendo eficaz no tratamento de hidropisia e cálculos renais. O fruto contém a substância licopina (que também se encontra na pele do tomate). Foi demonstrado que esta substância protege o organismo dos ataques cardíacos e, pelo menos no caso do tomate, é mais eficaz quando é cozinhado. A casca do fruto é receitada em casos de intoxicação alcoólica e de diabetes. A raiz é purgativa e, em grandes doses, diz-se que é um certo emético. A semente que brota produz uma substância tóxica no seu embrião.

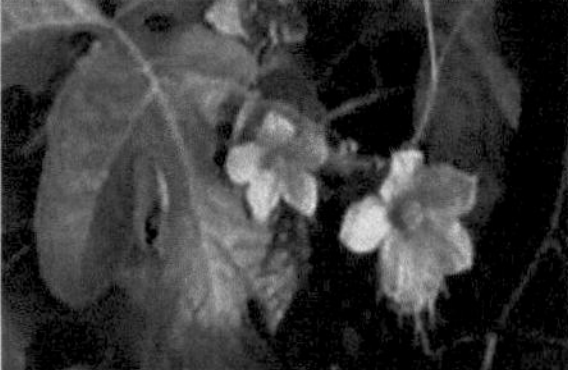 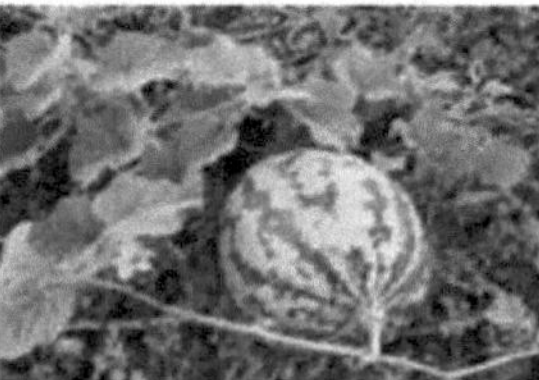 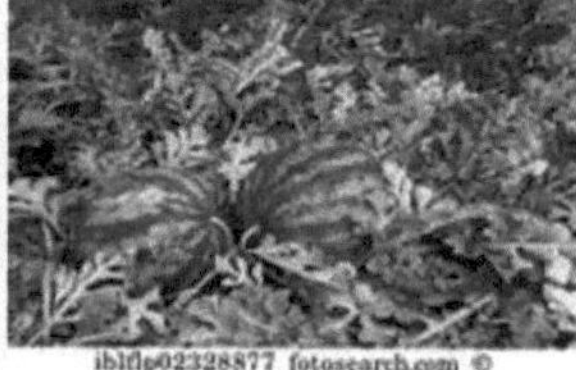

Cucumis melo: O Cucumis melo é uma planta CLIMÁTICA ANUAL que cresce até 1,5 m. As flores são monóicas (as flores individuais são masculinas ou femininas, mas ambos os sexos podem ser encontrados na mesma planta) e são polinizadas por insectos. A planta é auto-fértil. Adequado para: solos ligeiros (arenosos), médios (argilosos) e pesados (argilosos) e prefere solos bem drenados. pH adequado: solos ácidos, neutros e básicos (alcalinos). Não pode crescer à sombra. Prefere solos húmidos. Os frutos podem ser utilizados como um produto de limpeza ligeiro e refrescante ou como hidratante para a pele. São também utilizados como tratamento de primeiros socorros para queimaduras e escoriações. As flores são expectorantes e eméticas. O fruto é estomacal. A semente é antitússica, digestiva, febrífuga e vermífuga. Quando utilizada como vermífugo, a semente inteira com o seu invólucro é moída até se tornar uma farinha fina, depois transformada numa emulsão com água e ingerida. É então necessário fazer uma purga para expulsar as ténias ou outros parasitas do corpo. A raiz é diurética e emética. A semente que brota produz uma substância tóxica no seu embrião.

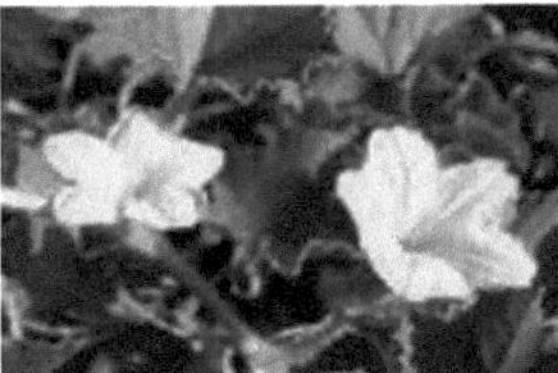 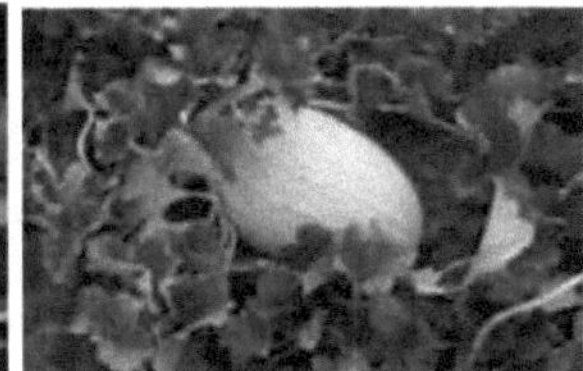 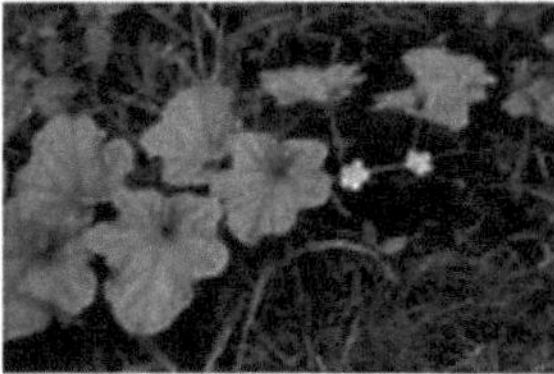

Cucumis sativus: O Cucumis sativus é uma planta CLIMÁTICA ANUAL que cresce até 2 m. As flores são monóicas (as flores individuais são masculinas ou femininas, mas ambos os sexos podem ser encontrados na mesma planta) e são polinizadas por insectos. A planta é auto-fértil. Adequado para: solos ligeiros (arenosos), médios (argilosos) e pesados (argilosos) e prefere solos bem drenados. pH adequado: solos ácidos, neutros e básicos (alcalinos). Não pode crescer à sombra. Prefere solos húmidos. O sumo das folhas é emético, é utilizado para tratar a dispepsia nas crianças. O fruto é depurativo, diurético, emoliente, purgativo e resolvente. O fruto fresco é utilizado internamente no tratamento de manchas na pele, erupções de calor, etc., enquanto que externamente é utilizado como cataplasma para queimaduras, feridas, etc. e também como cosmético para suavizar a pele. A semente é refrescante, diurética, tónica e vermífuga. 25 - 50 gramas de sementes completamente moídas (incluindo o revestimento da semente) é uma dose padrão como vermífugo e geralmente precisa de ser seguida por um purgante para expulsar os vermes do corpo. Uma decocção da raiz é diurética. A semente que brota produz uma substância tóxica no seu embrião.

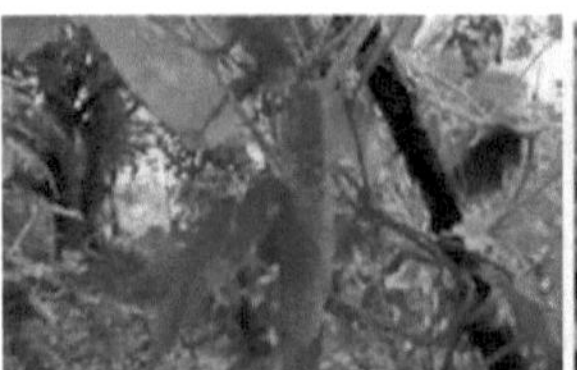 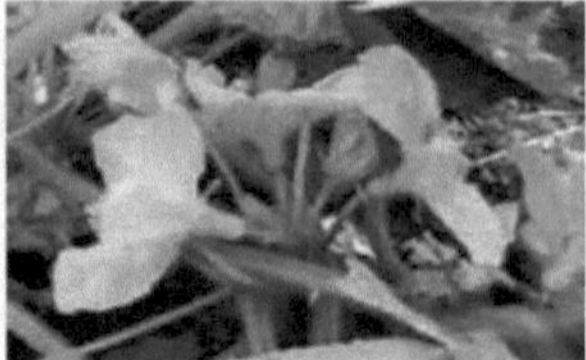 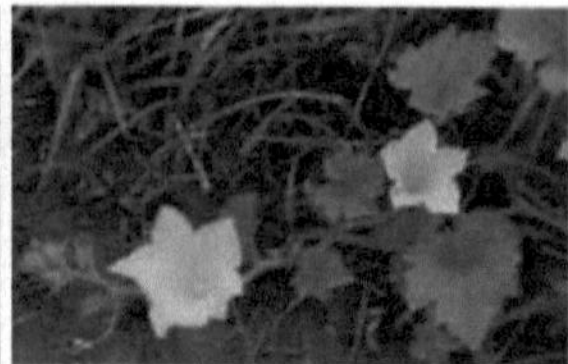

Fumaria parviflora: A Fumaria parviflora é uma planta ANUAL que cresce até 0,3 m. As flores são hermafroditas (têm órgãos masculinos e femininos) e são polinizadas por abelhas e moscas. A planta é auto-fértil. Apto para: solos ligeiros (arenosos) e médios (argilosos). pH adequado: solos ácidos, neutros e básicos (alcalinos). Pode crescer à meia sombra (bosque ligeiro) ou sem sombra. Prefere os solos húmidos. Tem sido muito apreciada pelo seu efeito tónico e depurativo do sangue no organismo. É sudorífica e apetecível. Esta planta contém Protopina e Fumoficinalina.

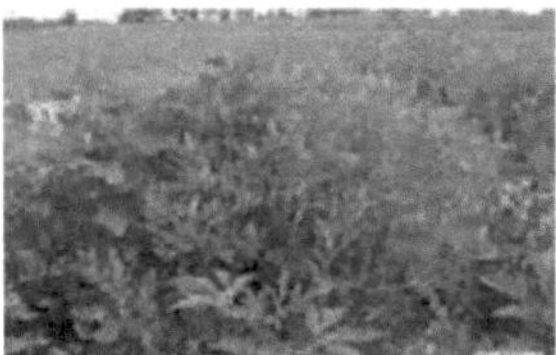 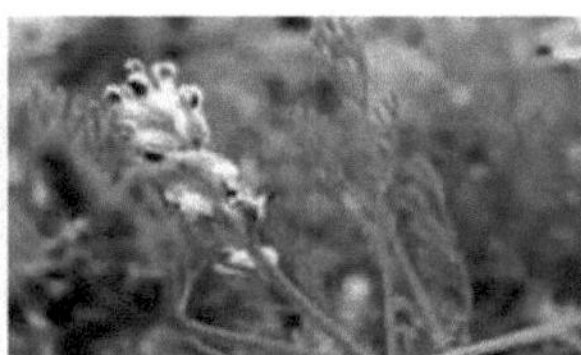 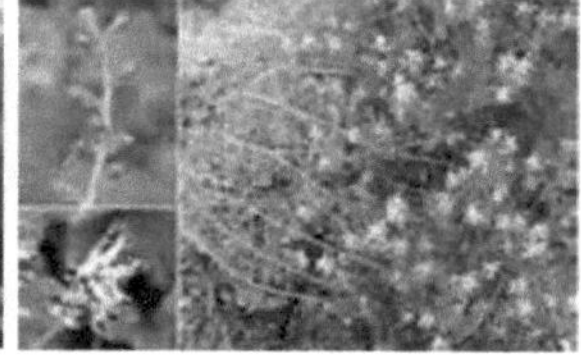

Gerânio robertianum: O Geranium robertianum é uma planta ANUAL/BIENAL que cresce até 0,4 m por 0,4 m. As flores são hermafroditas (têm órgãos masculinos e femininos) e são polinizadas por insectos, por si próprias. A planta é auto-fértil. Adequado para: solos leves (arenosos), médios (argilosos) e pesados (argilosos) e prefere solos bem drenados. pH adequado: solos ácidos, neutros e básicos (alcalinos). Pode crescer à meia-sombra (bosque ligeiro) ou sem sombra. Prefere solos secos ou húmidos. A Erva Robert é pouco utilizada na fitoterapia moderna, mas é ocasionalmente empregue como adstringente para estancar hemorragias, tratar a diarreia, etc., da mesma forma que a G. maculatum. As folhas são anti-reumáticas, adstringentes, ligeiramente diuréticas e vulnerárias. A investigação moderna demonstrou que as folhas podem baixar os níveis de açúcar no sangue, pelo que podem ser úteis no tratamento da diabetes. Uma infusão das folhas é usada no tratamento de hemorragias, doenças do estômago, infecções renais, iterícia, etc. Externamente, aplica-se uma lavagem ou cataplasma em seios inchados e dolorosos, articulações reumáticas, contusões, hemorragias, etc. É preferível utilizar a planta inteira, incluindo as raízes. A planta pode ser colhida em qualquer altura, desde o final da primavera até ao início do outono, e é geralmente utilizada fresca. É feito um remédio homeopático a partir da planta. Não são apresentados pormenores sobre as utilizações neste relatório.

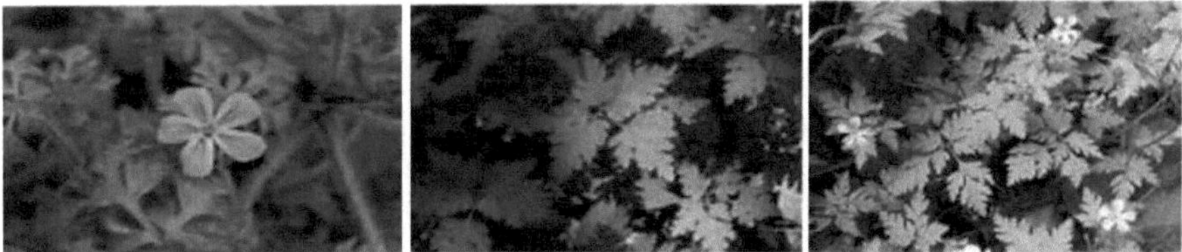

Hypericum perforatum: O Hypericum perforatum é uma planta PERENAL que cresce até 0,9 m por 0,6 m. As flores são hermafroditas (têm órgãos masculinos e femininos) e são polinizadas por abelhas e moscas. A planta é auto-fértil. Adequado para: solos ligeiros (arenosos), médios (argilosos) e pesados (argilosos) e prefere solos bem drenados. pH adequado: solos ácidos, neutros e básicos (alcalinos). Pode crescer à meia-sombra (bosque ligeiro) ou sem sombra. Prefere solos húmidos. A erva de São João tem uma longa história de utilização de ervas. Caiu em desuso no século XIX, mas pesquisas recentes trouxeram-na de volta à proeminência como um remédio extremamente valioso para problemas nervosos. Em ensaios clínicos, cerca de 67% dos pacientes com depressão ligeira a moderada melhoraram quando tomaram esta planta. As flores e as folhas são analgésicas, anti-sépticas, antiespasmódicas, aromáticas, adstringentes, colagogas, digestivas, diuréticas, expectorantes, nervosas, resolventes, sedativas, estimulantes, vermífugas e vulnerárias. A erva é utilizada no tratamento de uma vasta gama de doenças, incluindo problemas pulmonares, problemas de bexiga, diarreia e depressão nervosa. É também muito eficaz no tratamento da incontinência de urina nocturna nas crianças. Externamente, é utilizada em cataplasmas para dissipar tumores de rebanho, seios endurecidos, contusões, etc. Os rebentos floridos são colhidos no início do verão e secos para uso posterior. Utilizar a planta com precaução e não a prescrever a pacientes com depressão crónica. A planta foi usada para provocar um aborto por alguns nativos norte-americanos, por isso é melhor não a usar em mulheres grávidas. Vê também as notas acima sobre a toxicidade. Um chá ou tintura das flores frescas é um tratamento popular para úlceras externas, queimaduras, feridas (especialmente aquelas com tecido nervoso cortado), chagas, contusões, cãibras, etc. Uma infusão das flores em azeite é aplicada externamente em feridas, chagas, úlceras, inchaços, reumatismo, etc. É também apreciada no tratamento de queimaduras solares e como preparação cosmética para a pele. A planta contém muitos compostos biologicamente activos, incluindo a rotina, a pectina, a colina, o sitosterol, a hipericina e a pseudo-hipericina. Estes dois últimos compostos demonstraram ter uma potente atividade antirretroviral sem efeitos secundários graves e estão a ser investigados no tratamento da SIDA. Um remédio homeopático é feito a partir da planta com flor fresca e inteira. É utilizado no tratamento de ferimentos, mordeduras, picadas, etc., e diz-se que é o primeiro remédio a considerar quando são feridas zonas ricas em nervos, como a coluna vertebral, os olhos, os dedos, etc. O contacto da pele com a seiva, ou a ingestão da planta, pode causar fotossensibilidade em algumas pessoas. Os efeitos secundários mais comuns são distúrbios gastrointestinais, reacções alérgicas e fadiga. Se utilizada com medicamentos classificados como inibidores da recaptação da serotonina (fluoxetina: Prozac, paroxetina: Paxil) podem ocorrer sintomas da síndrome da serotonina: confusão mental, alucinações, agitação, dores de cabeça, coma, tremores, suores, febre, hipertensão, taquicardia, náuseas, diarreia, tremores. O hipericão pode reduzir a eficácia de medicamentos prescritos, nomeadamente: pílula contraceptiva, antidepressivos, imunossupressores, medicamentos para o VIH, varfarina, digoxina.

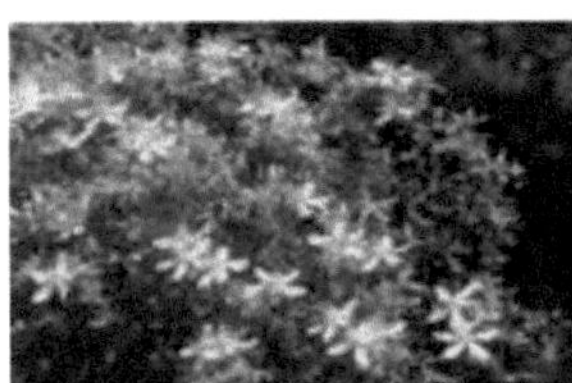
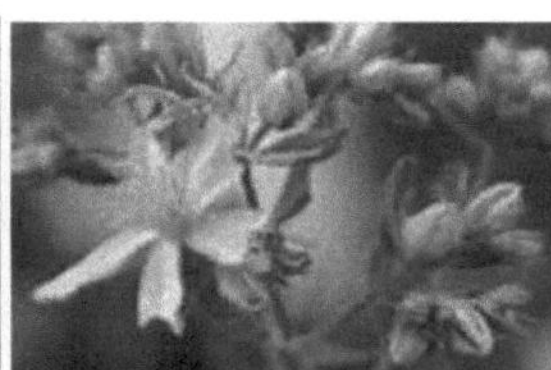
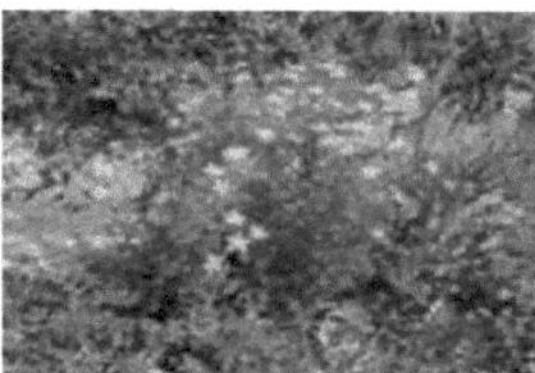

Albizzia lebbek: A Albizia lebbeck é uma árvore de folha caduca que cresce rapidamente até 15 m por 15 m. Adequada para: solos leves (arenosos), médios (argilosos) e pesados (argilosos), prefere solos bem drenados e pode crescer em solos nutricionalmente pobres. pH adequado: solos ácidos, neutros e básicos (alcalinos) e pode desenvolver-se em solos muito ácidos, muito alcalinos e salinos. Não pode crescer à sombra. Prefere o solo húmido. A planta não é tolerante ao vento. As folhas e as sementes são utilizadas no tratamento de problemas oculares como a oftalmia. A casca é adstringente. É tomada internamente para tratar a diarreia, a disenteria e as hemorróidas. A casca é utilizada externamente para tratar furúnculos. As flores são aplicadas localmente para amadurecer os furúnculos e aliviar as erupções cutâneas.

As sementes em pó são utilizadas para tratar a escrófula. A saponina das vagens e das raízes tem atividade espermicida. A casca é utilizada como veneno para peixes. Um corante vermelho obtido da casca causou irritação na pele. As vagens contêm saponina e não são consumidas em grandes quantidades pelos ovinos, embora os bovinos as comam facilmente.

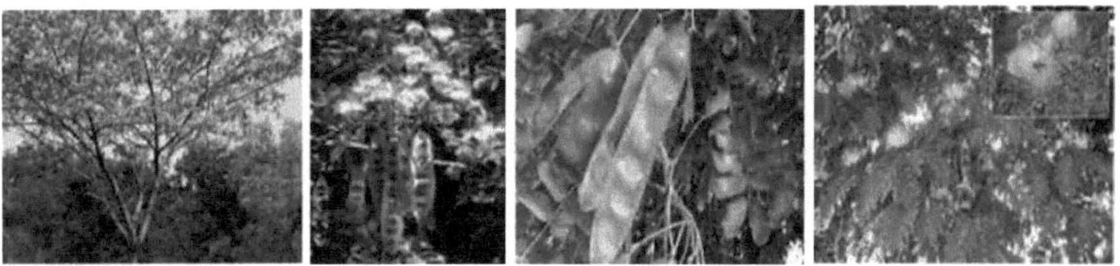

Alhaji camelorum : O Alhagi camelorum é um arbusto de folha caduca que cresce até 2 m. As flores são hermafroditas (têm órgãos masculinos e femininos). Adaptado a: solos ligeiros (arenosos) e médios (argilosos) e prefere solos bem drenados. pH adequado: solos ácidos, neutros e básicos (alcalinos) e pode crescer em solos salinos. Não pode crescer à sombra. Prefere solos secos ou húmidos. A planta inteira é diaforética, diurética, expetorante e laxante. Um óleo das folhas é utilizado no tratamento do reumatismo. As flores são utilizadas no tratamento das hemorróidas.

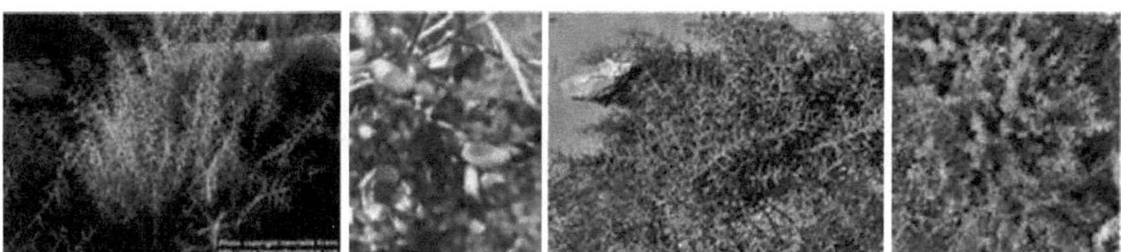

Arachis hypogaea: Arachis hypogaea é uma planta ANUAL que cresce até 0,3 m. As flores são hermafroditas (têm órgãos masculinos e femininos) e são polinizadas por insectos. A planta é auto-fértil. Pode fixar o azoto. Adequado para: solos leves (arenosos), médios (argilosos) e pesados (argilosos) e prefere solos bem drenados. pH adequado: solos ácidos, neutros e básicos (alcalinos) e pode desenvolver-se em solos muito ácidos e muito alcalinos. Não pode crescer à sombra. Prefere solos húmidos. O óleo da semente é aperiente, demulcente, emoliente e peitoral. A semente é utilizada principalmente como alimento nutritivo. As sementes têm sido utilizadas na medicina popular como anti-inflamatório, afrodisíaco e decoagulante. Os amendoins desempenham um pequeno papel em várias farmacopeias populares. Na China, os amendoins são considerados demulcentes, peitorais e pépticos; o óleo é aperiente e emoliente, tomado internamente no leite para tratar a gonorreia e externamente para tratar o reumatismo. No Zimbabué, o amendoim é utilizado em remédios populares para verrugas plantares. São relatadas actividades hemostáticas e vasoconstritoras. Diz-se que o extrato alcoólico afecta os músculos lisos isolados e os corações de rã como a acetilcolina. Diz-se que a fração lipoídica alcoólica da semente previne as tendências hemofílicas e é utilizada no tratamento de alguns distúrbios sanguíneos (mucorragia e hemorragias artríticas) na hemofilia. A maior preocupação é a possível contaminação das sementes danificadas ou estragadas com aflatoxinas teratogénicas e cancerígenas. As duas principais toxinas, as aflatoxinas B e G, e os seus derivados di-hidro tóxicos menos importantes, as aflatoxinas B2 e G2, são formadas pelos bolores produtores de aflatoxinas (Aspergillus flavus et al). A prevenção do crescimento de bolores é a base principal, não existindo uma forma satisfatória de remover as toxinas dos alimentos para animais e para consumo humano (no entanto, os óleos de amendoim estão isentos de aflatoxinas devido ao processamento alcalino). Evitar em caso de suspeita de alergia.

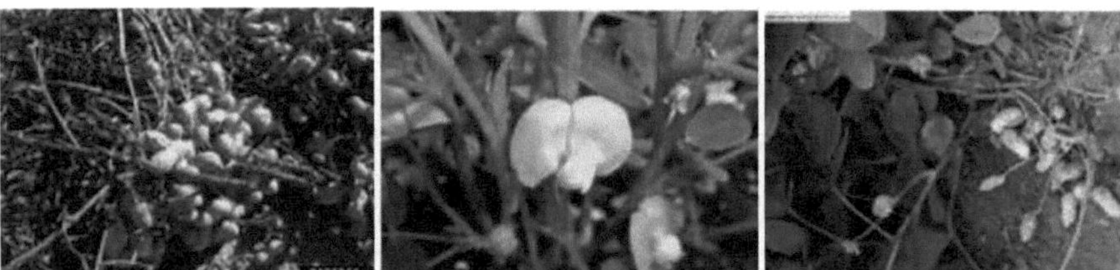

Cercis siliquastrum: A Cercis siliquastrum é um arbusto de folha caduca ou uma pequena árvore com folhas em forma de coração com 10 cm de largura e cachos de flores de ervilha cor-de-rosa brilhantes que se abrem antes ou com as folhas, seguidas de vagens achatadas de cor púrpura profunda com 12 cm de comprimento. As flores são polinizadas por abelhas, atraídas pelo néctar. É obstipante e é útil na cura da bronquite.

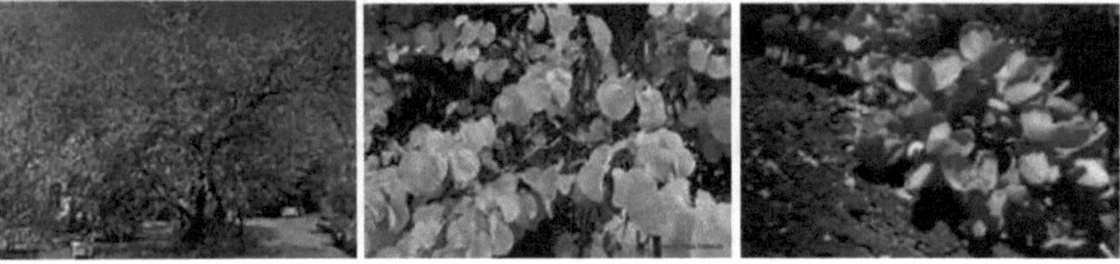

Faba vulgaris: A Faba vulgaris é uma planta ANUAL que cresce rapidamente até 1 m. As flores são hermafroditas (têm órgãos masculinos e femininos) e são polinizadas por abelhas. A planta é auto-fértil. Pode fixar o azoto. Adequado para: solos ligeiros (arenosos), médios (argilosos) e pesados (argilosos), prefere solos bem drenados e pode crescer em solos argilosos pesados. pH adequado: solos ácidos, neutros e básicos (alcalinos). Pode crescer à meia-sombra (bosque ligeiro) ou sem sombra. Prefere solos húmidos. A planta tolera ventos fortes mas não a exposição marítima. É tónico e antiparoxístico e é útil para curar a fadiga. Apesar de ser frequentemente usada como semente comestível, há um relato de que comer a semente desta planta pode causar a doença "Favismo" em pessoas susceptíveis. O favismo só ocorre em casos de consumo excessivo da semente (não são dados mais pormenores) e quando a pessoa tem tendência genética para a doença.

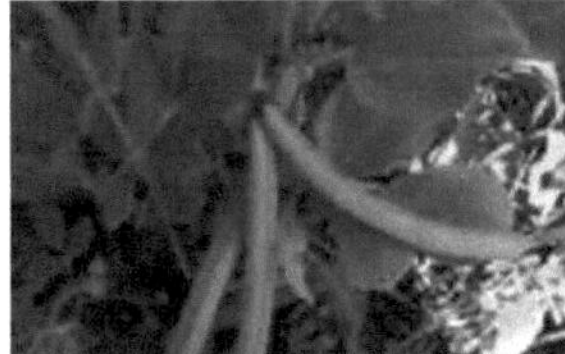 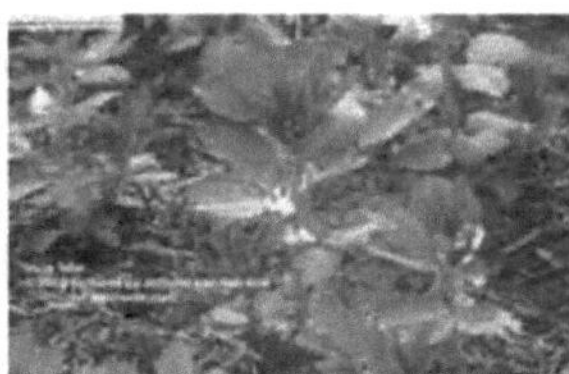 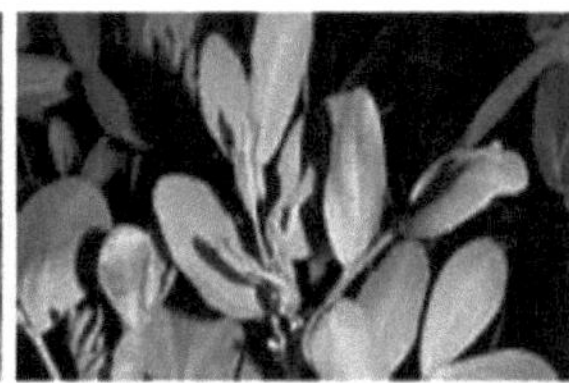

Glycyrrhizia globra: Glycyrrhiza glabra é uma planta perene que cresce até 1,2 m por 1 m. As flores são hermafroditas (têm órgãos masculinos e femininos) e são polinizadas por insectos. Pode fixar o azoto. Apto para: solos ligeiros (arenosos) e médios (argilosos). pH adequado: solos ácidos, neutros e básicos (alcalinos). Pode crescer à meia sombra (bosque ligeiro) ou sem sombra. Prefere o solo húmido. A planta tolera ventos fortes mas não a exposição marítima. O alcaçuz é uma das ervas mais utilizadas na medicina herbal ocidental e tem uma longa história de utilização, tanto como medicamento como também como aromatizante para disfarçar o sabor desagradável de outros medicamentos. É uma erva muito doce, húmida e calmante que desintoxica e protege o fígado e é também poderosamente anti-inflamatória, sendo utilizada em condições tão variadas como a artrite e as úlceras da boca. A raiz é alterativa, antiespasmódica, demulcente, diurética, emoliente, expetorante, laxante, moderadamente peitoral e tónica. Foi também demonstrado que a raiz tem um efeito hormonal semelhante ao da hormona ovárica. A raiz de alcaçuz é muito utilizada em medicamentos para a tosse e também no tratamento de infecções catarrais do trato urinário. É tomada internamente no tratamento da doença de Addison, asma, bronquite, tosse, úlcera péptica, artrite, queixas alérgicas e após terapia esteroide. Deve ser utilizado com moderação e não deve ser prescrito a mulheres grávidas ou pessoas com tensão arterial elevada, doença renal ou a tomar medicamentos à base de digoxina. O uso prolongado aumenta a tensão arterial e provoca retenção de líquidos. Ver também as notas acima sobre a toxicidade. Para uso externo, a raiz é utilizada no tratamento do herpes, do eczema e das herpes zoster. A raiz é colhida no outono quando tem 3 a 4 anos de idade e é seca para uso posterior. As monografias da Comissão E alemã, um guia terapêutico para medicamentos à base de plantas, aprovam a Glycyrrhiza glabra para tosse/bronquite, gastrite. Uma sobredosagem grosseira da raiz pode provocar edemas, hipertensão arterial e insuficiência cardíaca congestiva. Não utilizar durante o síndroma pré-menstrual, pois ocorre retenção de água e inchaço. Se estiveres grávida ou tiveres cirrose hepática, usa com precaução. Evitar a utilização durante mais de 6 semanas. Quantidades excessivas podem causar dores de cabeça, lentidão e depleção de potássio.

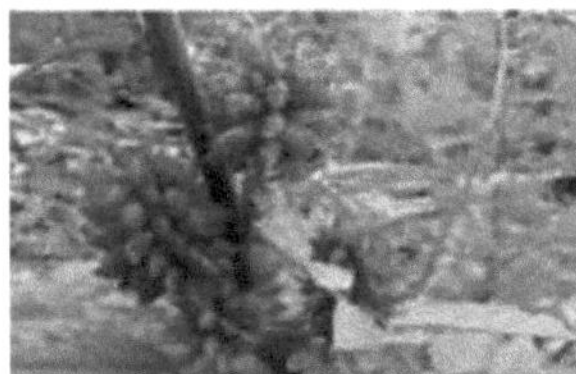
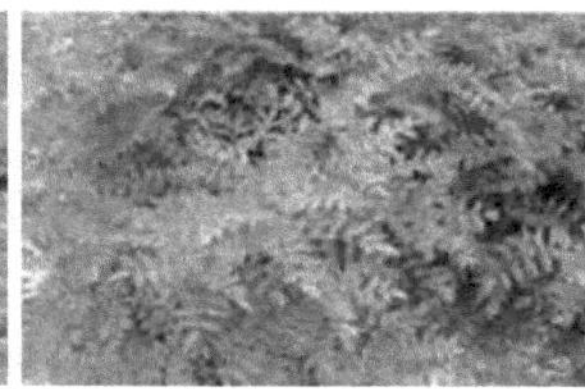
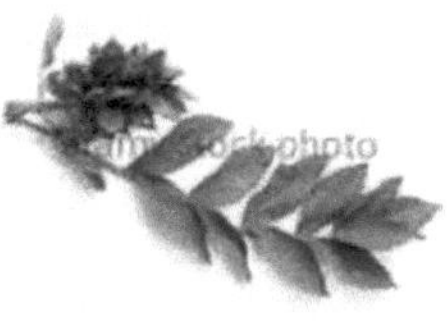

Lens culinaris**:** A Lens culinaris é uma planta ANUAL que cresce até 0,5 m. Não é sensível à geada. As flores são hermafroditas (têm órgãos masculinos e femininos) e são polinizadas por Cleistogamous. A planta é auto-fértil. Pode fixar o azoto. Adequado para: solos leves (arenosos), médios (argilosos) e pesados (argilosos), prefere solos bem drenados e pode crescer em solos nutricionalmente pobres. pH adequado: solos ácidos, neutros e básicos (alcalinos). Não pode crescer à sombra. Prefere solos secos ou húmidos. As sementes são mucilaginosas e laxantes. São consideradas úteis no tratamento da prisão de ventre e de outras afecções intestinais. Transformadas numa pasta, são uma aplicação de limpeza útil em úlceras sujas e indolentes.

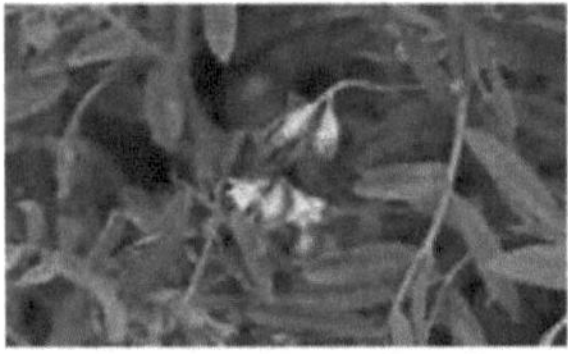
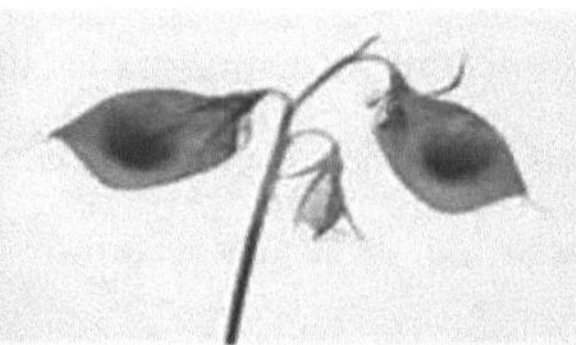
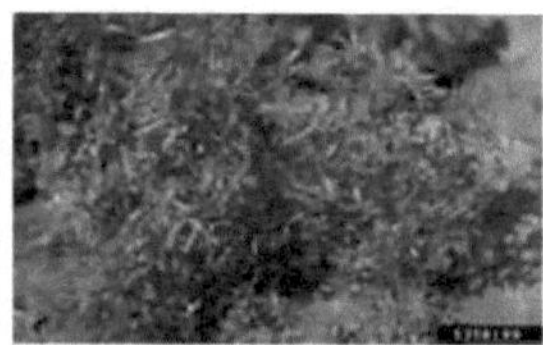

Medicago sativa**:** A Medicago sativa é uma planta PERENAL que cresce até 1 m a um ritmo médio. As flores são hermafroditas (têm órgãos masculinos e femininos) e são polinizadas por abelhas. A planta é auto-fértil. Pode fixar o azoto. É conhecida por atrair a vida selvagem. Adequado para: solos ligeiros (arenosos), médios (argilosos) e pesados (argilosos), prefere solos bem drenados e pode crescer em solos nutricionalmente pobres. pH adequado: solos ácidos, neutros e básicos (alcalinos). Não pode crescer à sombra. Prefere solos secos ou húmidos e pode tolerar a seca. As folhas de alfafa, frescas ou secas, têm sido tradicionalmente utilizadas como um tónico nutritivo para estimular o apetite e promover o aumento de peso. A planta tem uma ação estrogénica e pode ser útil no tratamento de problemas relacionados com a menstruação e a menopausa. No entanto, aconselha-se alguma prudência na utilização desta planta. Não deve ser prescrita a pessoas com doenças auto-imunes, como a artrite reumatoide. Ver também as notas acima sobre a toxicidade. A planta é antiescorbútica, aperiente, diurética, ocitócica, hemostática, nutritiva, estimulante e tónica. O sumo expresso é emético e é também anódino no tratamento do cascalho. A planta é tomada internamente para debilidade na convalescença ou anemia, hemorragia, queixas da menopausa, tensão pré-menstrual, miomas, etc. Uma cataplasma das folhas aquecidas tem sido aplicada no ouvido para o tratamento da dor de ouvido. As folhas podem ser utilizadas frescas ou secas. As folhas são ricas em vitamina K, que é utilizada medicinalmente para estimular a coagulação do sangue. Este facto é valioso no tratamento da iterícia. A planta é cultivada comercialmente como fonte de clorofila e caroteno, ambos com benefícios comprovados para a saúde. As folhas também contêm o anti-oxidante tricina. A raiz é febrífuga e é também prescrita em casos de urina muito colorida. Os extractos da planta são antibacterianos. Utilizada para a asma, diabetes, perturbações gastrointestinais (anti-úlcera). A planta contém substâncias semelhantes a saponinas. A ingestão de grandes quantidades de folhas pode provocar a degradação dos glóbulos vermelhos. No entanto, apesar de serem potencialmente nocivas, as saponinas são pouco absorvidas pelo corpo humano, pelo que a maioria passa sem sofrer danos. As saponinas são bastante amargas e podem ser encontradas em muitos alimentos comuns, como alguns feijões. Uma cozedura cuidadosa e, talvez, a mudança da água de cozedura uma vez, removerá normalmente a maior parte delas dos alimentos. As saponinas são muito mais tóxicas para algumas criaturas, como os peixes, e as tribos de caçadores têm tradicionalmente colocado grandes quantidades delas em riachos, lagos, etc., a fim de estupefazer ou matar os peixes[K]. Os rebentos de alfafa (e sobretudo as sementes) contêm canavanina. Relatórios recentes sugerem que a ingestão desta substância pode causar a recorrência do lúpus eritematoso sistémico (uma doença ulcerosa da pele) em pacientes em que a doença tinha ficado adormecida. A FDA aconselha que as crianças, os idosos e as pessoas com o sistema imunitário comprometido evitem comer rebentos de alfafa devido à contaminação bacteriana. Evitar durante a gravidez e a lactação. Evitar para pessoas com cancro sensível a hormonas. Evitar para pessoas com gota (devido às purinas). Possível antagonismo do efeito anticoagulante da varfarina (devido à vit K) e interferência com o efeito imunossupressor dos corticosteróides.

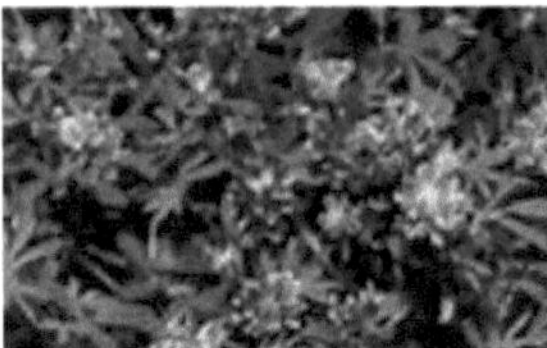 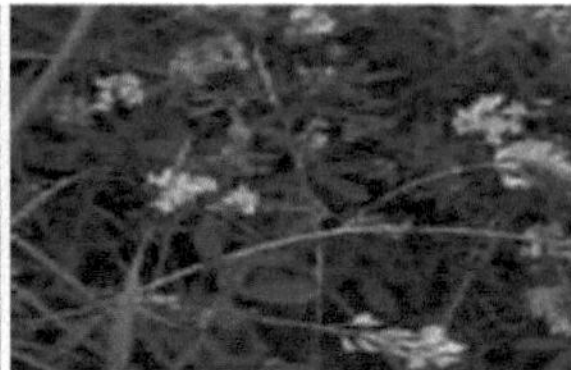 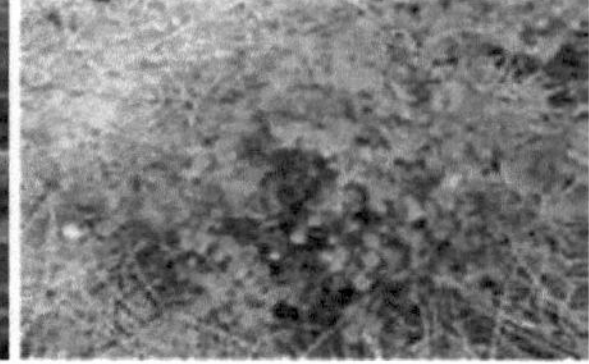

Melilotus officinalis**:** O Melilotus officinalis é uma planta ANUAL/BIENAL que cresce até 1,2 m por 0,7 m. Não é sensível à geada. As flores são hermafroditas (têm órgãos masculinos e femininos) e são polinizadas por abelhas. Pode fixar o azoto. Adequado para: solos leves (arenosos), médios (argilosos) e pesados (argilosos), prefere solos bem drenados e pode crescer em solos argilosos pesados. pH adequado: solos neutros e básicos (alcalinos) e pode crescer em solos salinos. Não pode crescer à sombra. Prefere solos secos ou húmidos e pode tolerar a seca. O meliloto, utilizado externa ou internamente, pode ajudar a tratar as varizes e as hemorróidas, embora seja necessário um tratamento a longo prazo para que o efeito se faça sentir. A utilização da planta ajuda também a reduzir o risco de flebite e trombose. O meliloto contém cumarinas e, à medida que a planta seca ou se deteriora, estas convertem-se em dicumarol, um potente anticoagulante. Assim, a planta deve ser utilizada com alguma precaução, não devendo ser prescrita a pacientes com antecedentes de má coagulação sanguínea ou que estejam a tomar medicamentos à base de varfarina. Ver também as notas acima sobre a toxicidade. A planta com flor é antiespasmódica, aromática, carminativa, diurética, emoliente, ligeiramente expetorante, ligeiramente sedativa e vulnerária. Utiliza-se uma infusão no tratamento de insónias, tensão nervosa, nevralgias, palpitações, varizes, menstruação congestiva dolorosa, na prevenção de tromboses, flatulência e perturbações intestinais. Externamente, é utilizada para tratar inflamações oculares, dores reumáticas, articulações inchadas, hematomas graves, furúnculos e erisipela, enquanto uma decocção é adicionada à água do banho. A planta florida é colhida no verão e pode ser seca para utilização posterior. Uma água destilada obtida a partir das copas floridas é um tratamento eficaz para a conjuntivite. As folhas secas podem ser tóxicas, embora as folhas frescas sejam bastante seguras de utilizar. Isto deve-se possivelmente à presença de cumarina, a substância que dá a algumas plantas secas o cheiro a feno recém-cortado, que se for tomada internamente pode impedir a coagulação do sangue.

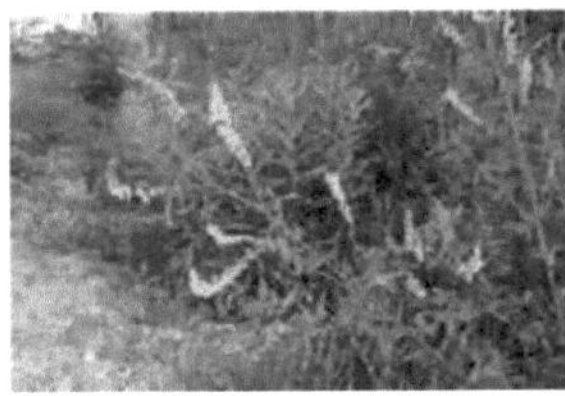
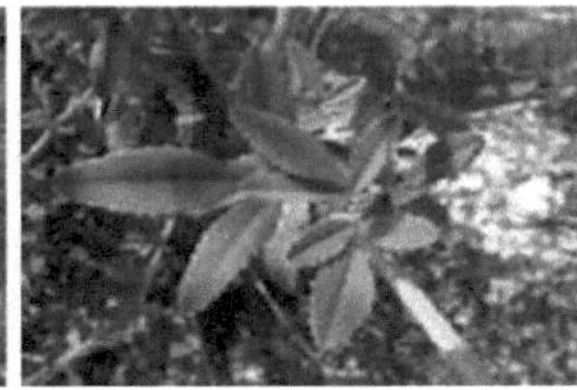
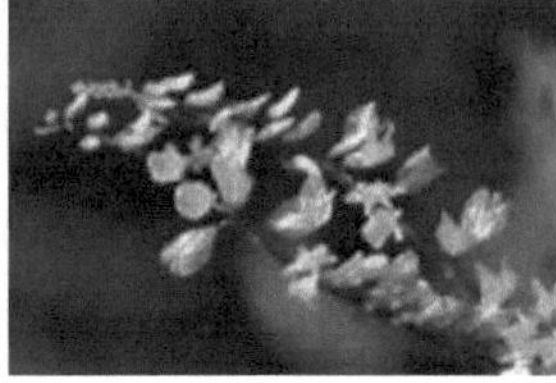

Phaseolus vulgaris: A Phaseolus vulgaris é uma planta ANUAL que cresce até 2 m. As flores são hermafroditas (têm órgãos masculinos e femininos) e são polinizadas por abelhas. A planta é auto-fértil. Pode fixar o azoto. Adequado para: solos leves (arenosos), médios (argilosos) e pesados (argilosos) e prefere solos bem drenados. pH adequado: solos neutros e básicos (alcalinos). Não pode crescer à sombra. Prefere os solos húmidos. As vagens verdes são ligeiramente diuréticas e contêm uma substância que reduz o nível de açúcar no sangue. A vagem madura seca é utilizada de acordo com outro relatório. É utilizada no tratamento da diabetes. A semente é diurética, hipoglicémica e hipotensora. Moída até formar uma farinha, é utilizada externamente no tratamento de úlceras. A semente é também utilizada no tratamento do cancro do sangue. Quando esmagada e cozida com alho, cura tosses intratáveis. A raiz é perigosamente narcótica. Um remédio homeopático é feito a partir de toda a erva fresca. É utilizado no tratamento de reumatismo e artrite, bem como de doenças do trato urinário. Grandes quantidades de sementes maduras cruas são venenosas. Crianças que comeram apenas algumas sementes apresentaram formas ligeiras de envenenamento com náuseas e diarreia, embora a recuperação completa tenha ocorrido em 12 a 24 horas. As toxinas desempenham um papel na proteção da planta contra a predação por insectos.

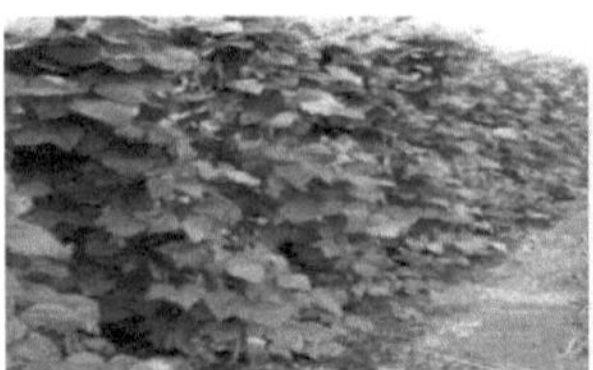 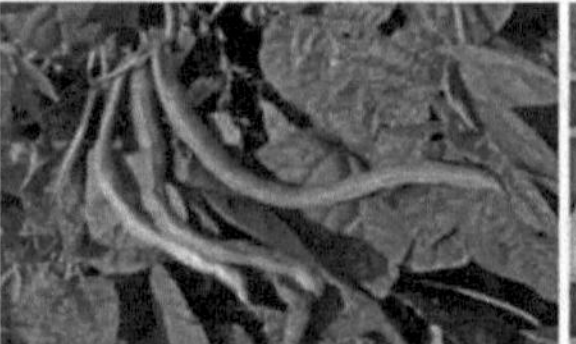 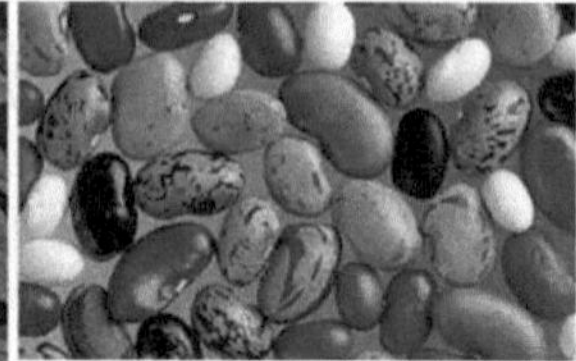

Pisum sativum: O Pisum sativum é uma planta ANUAL que cresce até 2 m. Não é sensível à geada. As flores são hermafroditas (têm órgãos masculinos e femininos) e são polinizadas por Self. Ocasionalmente abelhas. A planta é auto-fértil. Pode fixar o azoto. Adequado para: solos leves (arenosos) e médios (argilosos) e prefere solos bem drenados. pH adequado: solos neutros e básicos (alcalinos). Não pode crescer à sombra. Prefere solos húmidos. A semente é contraceptiva, fungistática e espermacida. A semente seca e em pó tem sido utilizada como cataplasma na pele, onde tem um efeito apreciável em muitos tipos de problemas de pele, incluindo o acne. O óleo da semente, administrado uma vez por mês às mulheres, demonstrou ser promissor na prevenção da gravidez ao interferir com o funcionamento da progesterona. O óleo inibe o desenvolvimento do endométrio. Em ensaios, o óleo reduziu a taxa de gravidez nas mulheres em 60% num período de 2 anos e foi conseguida uma redução de 50% na contagem de espermatozóides masculinos.

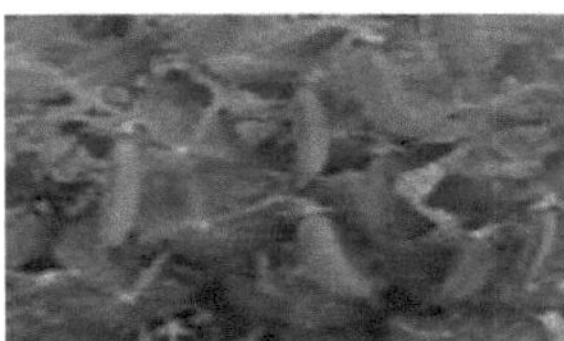 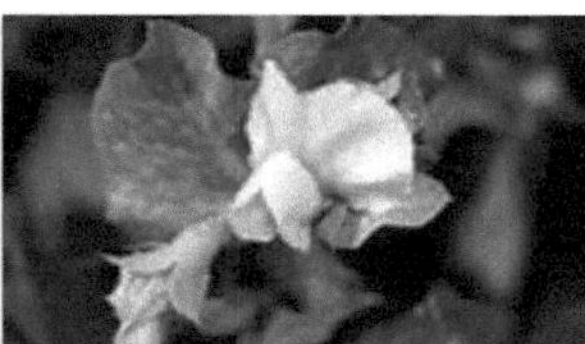 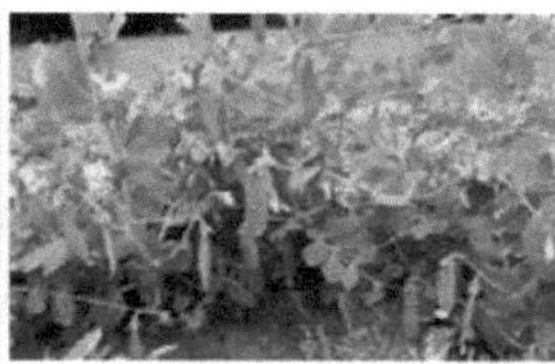

Trigonella foenom graecum: A Trigonella foenum graecum é uma planta ANUAL que cresce rapidamente até 0,6 m por 0,4 m. As flores são hermafroditas (têm órgãos masculinos e femininos) e são polinizadas por insectos. Pode fixar o azoto. Adequado para: solos leves (arenosos), médios (argilosos) e pesados (argilosos). pH adequado: solos ácidos, neutros e básicos (alcalinos). Não pode crescer à sombra. Prefere solos secos ou húmidos. O feno-grego é muito utilizado na medicina herbal, especialmente no Norte de África, no Médio Oriente e na Índia. Tem uma vasta gama de aplicações medicinais. As sementes são muito nutritivas e são dadas a convalescentes e para estimular o aumento de peso, especialmente na anorexia nervosa. As sementes não devem ser receitadas como medicamento a mulheres grávidas, pois podem induzir contracções uterinas. A investigação demonstrou que as sementes podem inibir o cancro do fígado, reduzir os níveis de colesterol no sangue e ter também um efeito antidiabético. A semente e as folhas são anticolesterolémicas, anti-inflamatórias, antitumorais, carminativas, demulcentes, desobstruentes, emolientes, expectorantes, febrífugas, galactogogas, hipoglicémicas, laxantes, parasiticidas, restauradoras e tónicas uterinas. A semente produz uma forte mucilagem e é por isso útil no tratamento de inflamações e úlceras do estômago e dos intestinos. Tomada internamente, uma decocção das sementes moídas serve para drenar os canais de suor. A semente é muito nutritiva e fortalecedora do organismo e é um dos tónicos mais eficazes nos casos de debilidade física provocada pela anemia ou por doenças infecciosas, sobretudo quando se trata de um fator nervoso. É também utilizada no tratamento da diabetes tardia, da má digestão (sobretudo em convalescença), da lactação insuficiente, da menstruação dolorosa, das dores de parto, etc. As sementes refrescam o mau hálito e restauram o paladar. Externamente, as sementes podem ser moídas em pó e utilizadas como cataplasma para abcessos, furúnculos, úlceras, queimaduras, etc., ou podem ser utilizadas como ducha para o excesso de corrimento vaginal. As folhas são colhidas durante a estação de crescimento e podem ser utilizadas frescas ou secas. As sementes são colhidas quando estão completamente maduras e secas para uso posterior. Os compostos extraídos da planta têm mostrado atividade cardiotónica, hipoglicémica, diurética, anti-flogística e hipotensiva. Um dos alcalóides constituintes, chamado "trigonelina", mostrou potencial para utilização na terapia do cancro. A semente contém a saponina diosgenina, uma substância importante na síntese de contraceptivos orais e hormonas sexuais, enquanto as saponinas da planta foram extraídas para utilização em vários outros produtos farmacêuticos. As monografias da Comissão E alemã, um guia terapêutico para medicamentos à base de plantas, aprovam a Trigonella foenum graecum para perda de apetite, inflamação da pele. A semente contém 1% de saponinas. Embora sejam venenosas, as saponinas são pouco absorvidas pelo corpo humano, pelo que a maior parte passa sem sofrer danos. As saponinas são bastante amargas e podem ser encontradas em muitos alimentos comuns, como alguns feijões. Podem ser removidas lixiviando cuidadosamente a semente ou a farinha em água corrente. Uma cozedura cuidadosa, e talvez mudando uma vez a água de cozedura, também eliminará a maior parte delas. No entanto, não é aconselhável comer grandes quantidades de alimentos que contenham saponinas. As saponinas são muito mais tóxicas para algumas criaturas, como os peixes, e as tribos de caçadores têm tradicionalmente colocado grandes quantidades delas em riachos, lagos, etc., de modo a estupefactar ou matar os peixes. Cuidado com os diabéticos que tomam antidiabéticos alopáticos, pois pode baixar o açúcar no sangue. Pode afetar a absorção de medicamentos devido ao elevado teor de fibras. Os constituintes podem alterar os efeitos dos inibidores dos óxidos de monoamina.

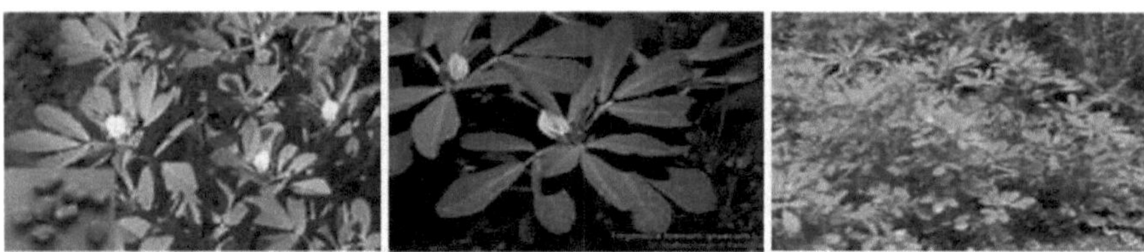

Vicia sativa: A Vicia sativa leucosperma é uma planta de CLIMA ANUAL que cresce rapidamente até 1,2 m. Não é sensível à geada. As flores são hermafroditas (têm órgãos masculinos e femininos) e são polinizadas por abelhas. A planta é auto-fértil. Pode fixar o azoto. Adequado para: solos ligeiros (arenosos), médios (argilosos) e pesados (argilosos) e prefere solos bem drenados. pH adequado: solos ácidos, neutros e básicos (alcalinos). Pode crescer à meia-sombra (bosque ligeiro) ou sem sombra. Prefere solos húmidos. É útil na cura do sarampo, varíola e inflamações. Existem alguns indícios de que a semente pode ser tóxica, mas tal só foi demonstrado em condições laboratoriais, não havendo registo de casos de envenenamento por esta planta.

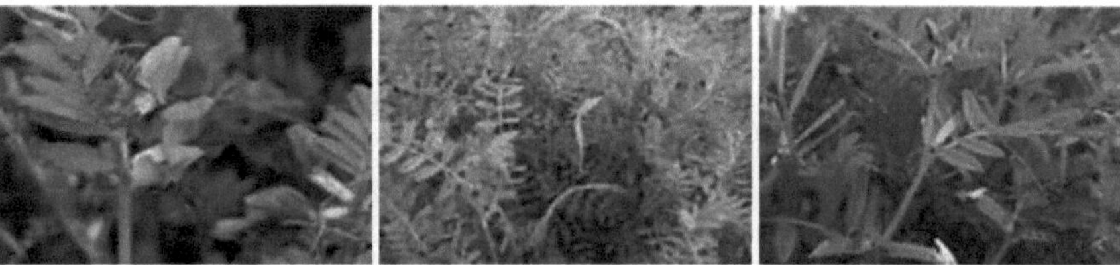

Chimonanthus fragrans: O Chimonanthus fragrans é um arbusto de folha caduca que cresce até 3 m por 3 m a um ritmo médio. As flores são hermafroditas (têm órgãos masculinos e femininos) e são polinizadas por insectos. Adaptado a: solos ligeiros (arenosos), médios (argilosos) e pesados (argilosos) e prefere solos bem drenados. pH adequado: solos ácidos, neutros e básicos (alcalinos) e pode crescer em solos muito alcalinos. Não pode crescer à sombra. Prefere o solo húmido. As flores e os botões florais contêm 0,5 - 0,6% de óleos essenciais compostos por álcool benzílico, acetato de benzilo, linalol, terpineol e indol. São sialogogos. As flores são utilizadas no tratamento da sede e da depressão, enquanto o óleo essencial é utilizado para tratar as constipações. As folhas e as raízes podem ser utilizadas no tratamento de contusões, cortes, hemorragias, distensões, lumbago, reumatismo, entorpecimento e constipações.

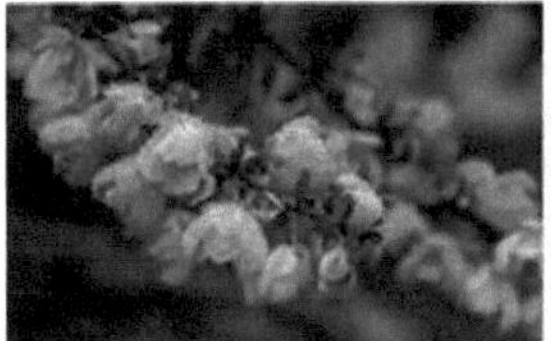
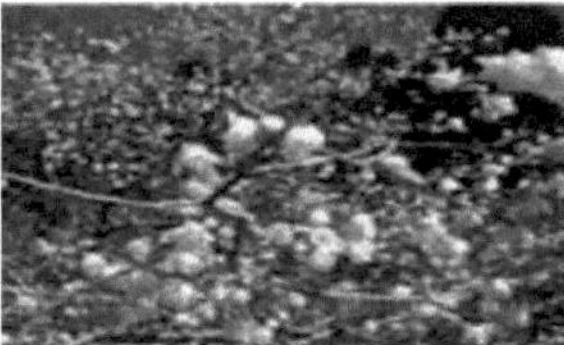
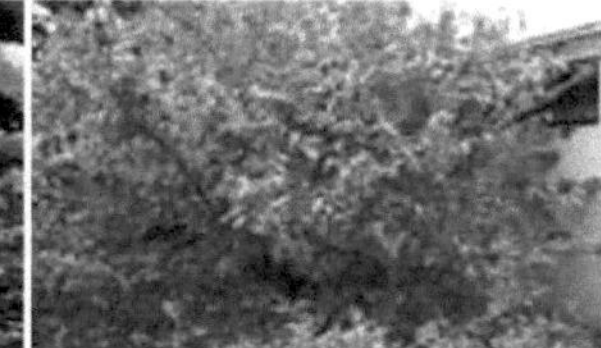

Althaea officinalis: A Althaea officinalis é uma planta PERENAL que cresce até 1,2 m por 0,8 m. As flores são hermafroditas (têm órgãos masculinos e femininos) e são polinizadas por abelhas. A planta é auto-fértil. Adequado para: solos ligeiros (arenosos), médios (argilosos) e pesados (argilosos). pH adequado: solos ácidos, neutros e básicos (alcalinos) e pode crescer em solos salinos. Não pode crescer à sombra. Prefere solos secos ou húmidos. A malva-dos-pântanos é uma planta medicinal doméstica muito útil. As suas propriedades calmantes e demulcentes tornam-na muito eficaz no tratamento de inflamações e irritações das mucosas, como as do tubo digestivo, dos órgãos urinários e respiratórios. A raiz combate o excesso de ácido estomacal, a ulceração péptica e a gastrite. É também aplicada externamente em contusões, entorses, dores musculares, picadas de insectos, inflamações cutâneas, farpas, etc. Toda a planta, mas sobretudo a raiz, é antitússica, demulcente, diurética, muito emoliente, ligeiramente laxante e odontalgizante. Utiliza-se uma infusão das folhas para tratar a cistite e a micção frequente. As folhas são colhidas em agosto, quando a planta está a florescer, e podem ser secas para utilização posterior. A raiz pode ser utilizada numa pomada para tratar furúnculos e abcessos. A raiz é melhor colhida no outono, de preferência de plantas com 2 anos de idade, e é seca para uso posterior. As monografias da Comissão E alemã, um guia terapêutico para a medicina herbácea, aprovam a malva-das-praias para a irritação da boca e da garganta e tosse seca/bronquite associada (raiz e folha), inflamação ligeira do revestimento do estômago (raiz). Não há efeitos adversos documentados, mas há relatos anedóticos de reacções alérgicas e diminuição do açúcar no sangue.

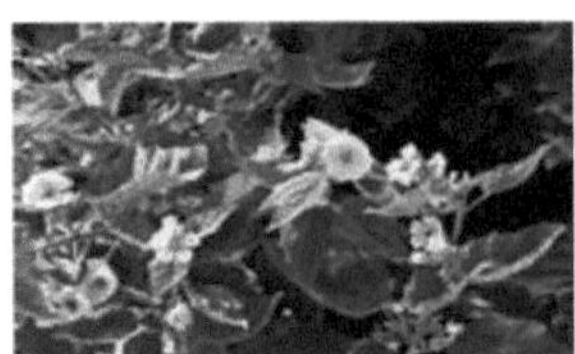 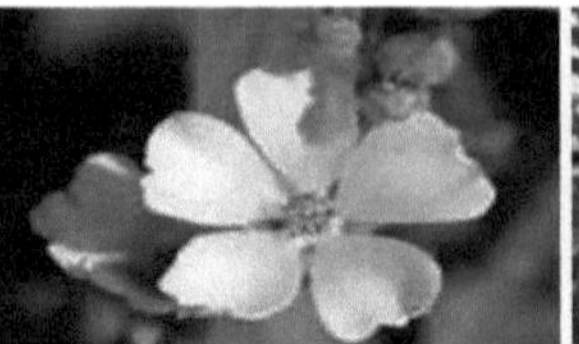 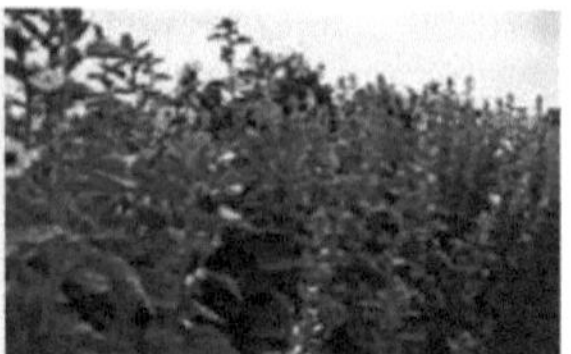

Eucalipto globulus: O Eucalyptus globulus é uma árvore de folha perene que cresce rapidamente até 55 m por 15 m. As flores são hermafroditas (têm órgãos masculinos e femininos) e são polinizadas por abelhas. Adequado para: solos leves (arenosos), médios (argilosos) e pesados (argilosos), prefere solos bem drenados e pode crescer em solos nutricionalmente pobres. pH adequado: solos ácidos, neutros e básicos (alcalinos). Não pode crescer à sombra. Prefere solos secos, húmidos ou molhados e pode tolerar a seca. As folhas de eucalipto são um remédio tradicional à base de ervas dos aborígenes. O óleo essencial que se encontra nas folhas é um poderoso antissético e é utilizado em todo o mundo para aliviar a tosse e as constipações, as dores de garganta e outras infecções. O óleo essencial é um ingrediente comum em muitos remédios para a constipação de venda livre. As folhas adultas, sem os pecíolos, são antiperiódicas, anti-sépticas, aromáticas, desodorizantes, expectorantes, febrífugas, hipoglicémicas e estimulantes. As folhas e o óleo essencial que contêm são anti-sépticos, antiespasmódicos, expectorantes, febrífugos e estimulantes. Os extractos das folhas têm atividade antibacteriana. O óleo essencial obtido a partir de várias espécies de eucalipto é um anti-sético muito potente, sobretudo quando é velho, porque nele se forma ozono quando exposto ao ar. Tem uma forte ação desinfetante, destruindo as formas inferiores de vida. O óleo pode ser utilizado externamente, aplicado em cortes, infecções cutâneas, etc.. Também pode ser inalado para tratar passagens nasais obstruídas, pode ser gargarejado para dores de garganta e também pode ser tomado internamente para uma grande variedade de queixas. No entanto, aconselha-se alguma precaução porque, tal como todos os óleos essenciais, pode ter um efeito deletério no corpo em doses maiores. O óleo desta espécie tem um odor algo desagradável e por isso já não é utilizado com tanta frequência para fins medicinais, sendo utilizados outros membros do género. Da árvore sai uma resina oleosa. Também pode ser obtida da árvore através de incisões no tronco. Esta resina contém tanino e é poderosamente adstringente, sendo utilizada internamente no tratamento da diarreia e da inflamação da bexiga, e externamente é aplicada em cortes, etc. O óleo essencial é utilizado em aromaterapia. O citronelal, um óleo essencial presente na maioria das espécies de eucalipto, é considerado mutagénico quando utilizado isoladamente. Em grandes doses, o óleo de eucalipto, tal como muitos outros óleos essenciais, causou mortes devido a irritação intestinal. Há relatos de morte por ingestão de 4 a 24 ml de óleos essenciais, mas também há relatos de recuperação para a mesma quantidade. Os sintomas incluem ardor e irritação gastroentérica, náuseas, vómitos, diarreia, deficiência de oxigénio, fraqueza, tonturas, estupor, respiração difícil, delírio, paralisia, convulsões e morte, normalmente devido a insuficiência respiratória. A planta pode causar dermatite de contacto. As pessoas sensíveis podem desenvolver urticária ao manusear a folhagem e outras partes da planta. Evitar se estiver a fazer tratamento para a diabetes mellitus. Bebés e crianças pequenas - evitar preparações de óleo no rosto, pois podem provocar espasmos potencialmente fatais.

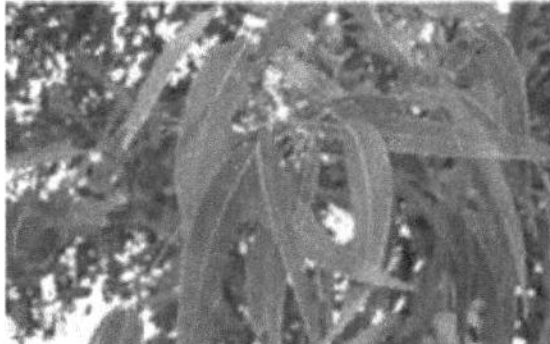 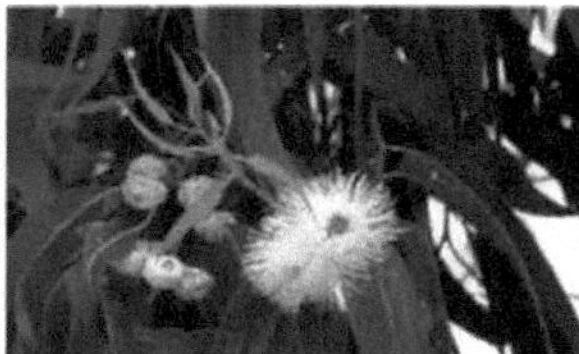 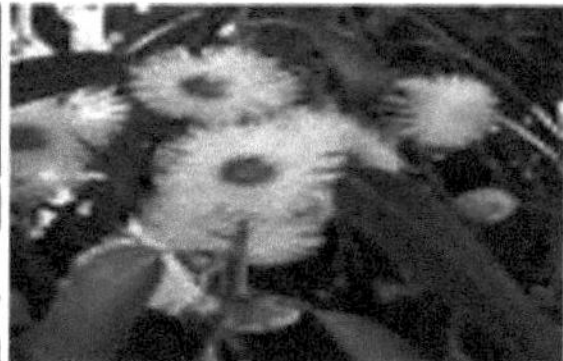

Myrtus communis: Myrtus Communis é um arbusto perene que cresce até 4,5 m por 3 m a uma taxa média. As flores são hermafroditas (têm órgãos masculinos e femininos) e são polinizadas por abelhas. A planta é auto-fértil. Adequado para: solos ligeiros (arenosos), médios (argilosos) e pesados (argilosos) e prefere solos bem drenados. pH adequado: solos ácidos, neutros e básicos (alcalinos). Não pode crescer à sombra. Prefere os solos secos ou húmidos. A planta tolera a exposição marítima. As folhas são aromáticas, balsâmicas, hemostáticas e tónicas. Investigações recentes revelaram a existência de uma substância na planta que tem uma ação antibiótica. Os princípios activos da murta são rapidamente absorvidos e conferem à urina um odor violeta em 15 minutos. A planta é tomada internamente para o tratamento de infecções urinárias, problemas digestivos, corrimento vaginal, congestão brônquica, sinusite e tosse seca. Na Índia, é considerada útil no tratamento de afecções cerebrais, especialmente epilepsia. Externamente, é utilizada no tratamento do acne (o óleo essencial é normalmente utilizado neste caso), feridas, infecções das gengivas e hemorróidas. As folhas são colhidas consoante as necessidades e utilizadas frescas ou secas. O óleo essencial obtido da planta é anti-sético. Contém a substância mirtol, que é utilizada como remédio para a gengivite. O óleo é utilizado como aplicação local no tratamento do reumatismo. O fruto é carminativo. É utilizado no tratamento de disenteria, diarreia, hemorróidas, ulcerações internas e reumatismo.

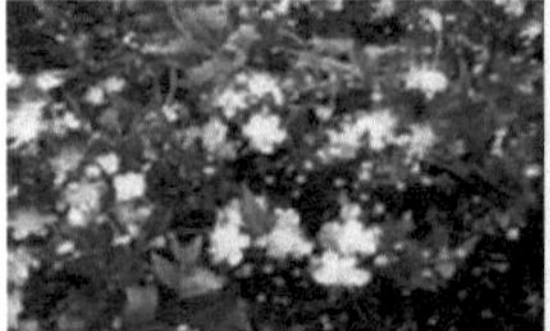 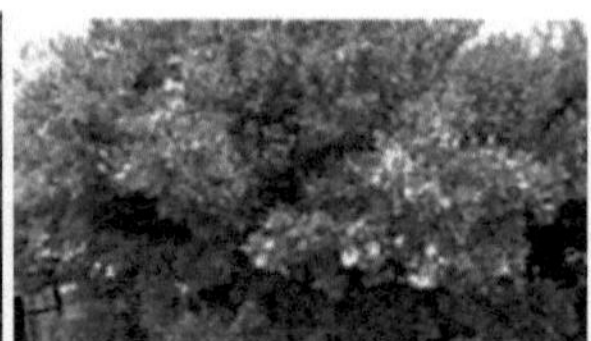 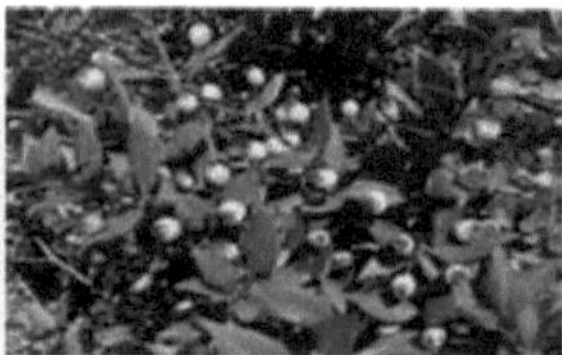

Papaver rhoeas: A Papaver rhoeas é uma planta ANUAL que cresce rapidamente até 0,6 m por 0,2 m. As flores são hermafroditas (têm órgãos masculinos e femininos) e são polinizadas por abelhas, moscas e escaravelhos. A planta é auto-fértil. É conhecida por atrair a vida selvagem. Adequado para: solos ligeiros (arenosos), médios (argilosos) e pesados (argilosos) e prefere solos bem drenados. pH adequado: solos ácidos, neutros e básicos (alcalinos). Não pode crescer à sombra. Prefere o solo húmido. As flores da papoila do milho têm uma longa história de utilização medicinal, especialmente para as doenças dos idosos e das crianças. Utilizada principalmente como analgésico ligeiro e como tratamento para a tosse irritável, também ajuda a reduzir o excesso de atividade nervosa. Ao contrário da papoila do ópio (P. somniferum), que lhe está associada, não causa dependência. No entanto, a planta contém alcalóides, que ainda estão a ser investigados, pelo que só deve ser utilizada sob a supervisão de um ervanário qualificado. As flores e as pétalas são anódinas, emolientes, emenagogas, expectorantes, hipnóticas, ligeiramente narcóticas e sedativas. Uma infusão é tomada internamente no tratamento de queixas brônquicas e tosse, insónia, má digestão, distúrbios digestivos nervosos e condições dolorosas menores. As flores são também utilizadas no tratamento da iterícia. As pétalas são colhidas quando as flores se abrem e são secas para utilização posterior. Devem ser colhidas num dia seco e podem ser secas ou transformadas num xarope. O látex das vagens é narcótico e ligeiramente sedativo. Pode ser utilizado em quantidades muito pequenas, e sob supervisão especializada, como droga indutora do sono. As folhas e as sementes são tónicas. São úteis no tratamento de febres baixas. A planta tem propriedades anticancerígenas. Esta planta é tóxica para os mamíferos, embora a toxicidade seja baixa. A semente não é tóxica.

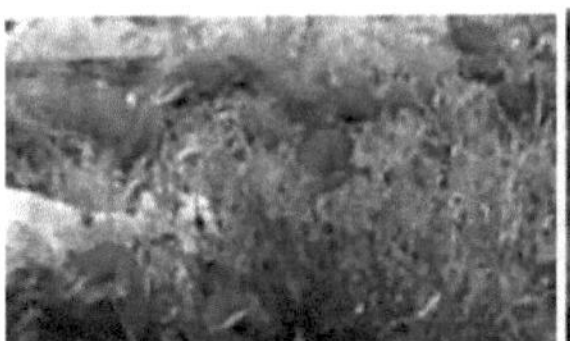 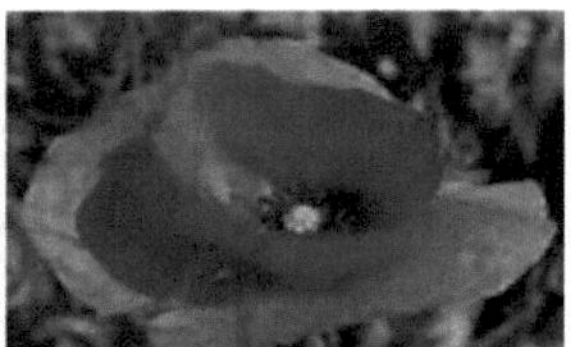 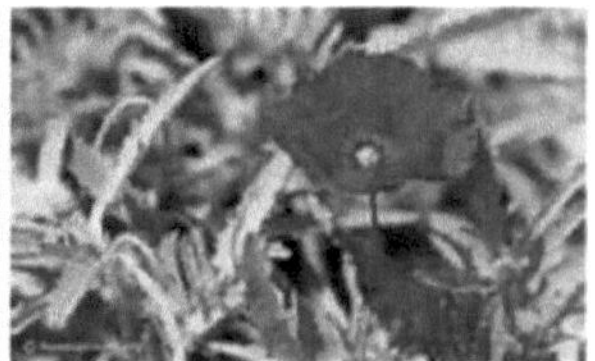

***Punica granatum**: Punica granatum* é uma árvore de folha caduca que cresce até 8 m por 5 m a um ritmo médio. As flores são hermafroditas (têm órgãos masculinos e femininos). Adapta-se a: solos ligeiros (arenosos), médios (argilosos) e pesados (argilosos) e prefere solos bem drenados. pH adequado: solos ácidos, neutros e básicos (alcalinos). Não pode crescer à sombra. Prefere os solos secos ou húmidos. A romã tem uma longa história de utilização de ervas que remonta a mais de 3.000 anos. Todas as partes da planta contêm alcalóides invulgares, conhecidos como "pelletierines", que paralisam as ténias, de modo a que estas sejam facilmente expulsas do corpo através de um laxante. A planta é também rica em tanino, o que a torna um adstringente eficaz. É utilizada externamente no tratamento de corrimentos vaginais, feridas na boca e infecções na garganta. Toda a planta, mas em particular a casca, é antibacteriana, antiviral e adstringente. Este remédio deve ser utilizado com precaução, pois as doses excessivas podem ser tóxicas. As flores são utilizadas no tratamento da disenteria, das dores de estômago e da tosse. Juntamente com as folhas e as sementes, têm sido utilizadas para eliminar vermes. As sementes são demulcentes e estomacais. O fruto é um adstringente suave e refrigerante em algumas febres e especialmente na biliosidade. É também cardíaco e estomacal. A casca seca do fruto é utilizada no tratamento da disenteria amebiana, diarreia, etc.. É um remédio específico para a infestação de ténias. A casca do caule é emenagoga. Tanto a casca do caule como a casca da raiz são utilizadas para expulsar as ténias. Utiliza-se com precaução, pois a casca da raiz pode provocar uma intoxicação grave. A casca é colhida no outono e seca para uso posterior. O pericarpo seco é decocto com outras ervas e usado no tratamento de cólicas, disenteria, leucorreia, etc. Tomar as doses recomendadas. Os sintomas de sobredosagem incluem: irritação gástrica, vómitos, tonturas, arrepios, perturbações da visão, colapso e morte.

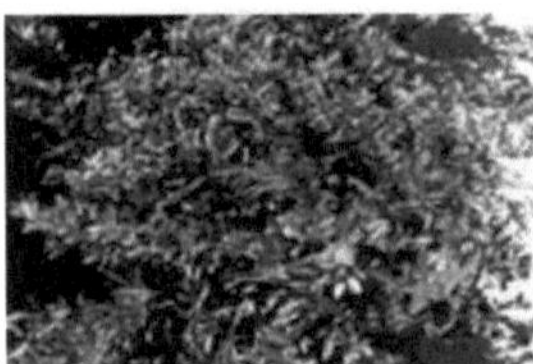 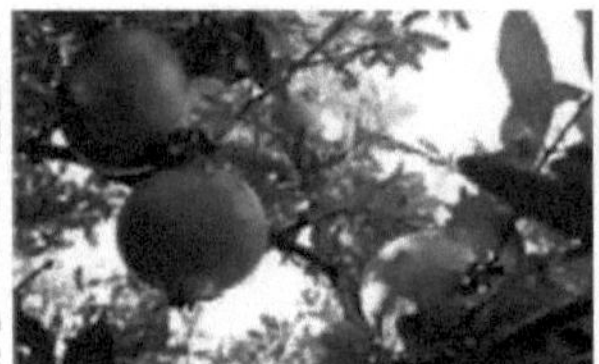 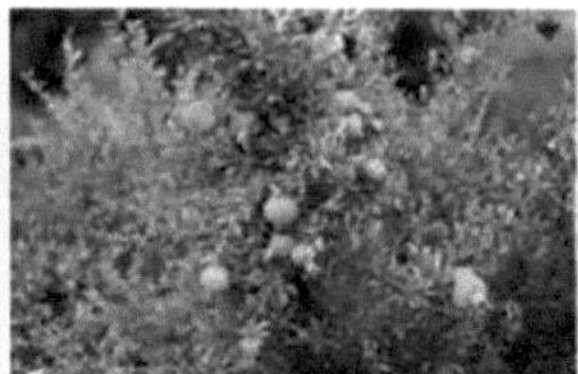

Aquilegia vulgaris: A Aquilegia vulgaris é uma PERENIL que cresce até 1 m por 0,5 m a um ritmo médio. As flores são hermafroditas (têm órgãos masculinos e femininos) e são polinizadas por abelhas. Apto para: solos ligeiros (arenosos) e médios (argilosos) e prefere solos bem drenados. pH adequado: solos ácidos, neutros e básicos (alcalinos). Pode crescer à meia-sombra (bosque ligeiro) ou sem sombra. Prefere solos húmidos. A columbina era antigamente utilizada na medicina herbal, principalmente pelo seu efeito antiescorbútico, mas caiu em desuso e é pouco utilizada atualmente. A raiz das folhas e as sementes são adstringentes, depurativas, diaforéticas, diuréticas e parasiticidas. Devido às suas propriedades tóxicas, esta planta não deve ser tomada internamente sem o aconselhamento de um especialista, embora a raiz seja por vezes utilizada externamente em cataplasmas para tratar úlceras e as doenças de pele mais comuns. A planta pode ser colhida em qualquer altura, de junho a outubro. A columbina produziu resultados muito insatisfatórios e não é normalmente utilizada para fins medicinais. É fabricado um remédio homeopático a partir da planta. É utilizado no tratamento de afecções do sistema nervoso. A planta é venenosa, mas as toxinas são destruídas pelo calor ou pela secagem. Embora esta planta contenha alcalóides, não foram registados casos de envenenamento de seres humanos ou de outros mamíferos.

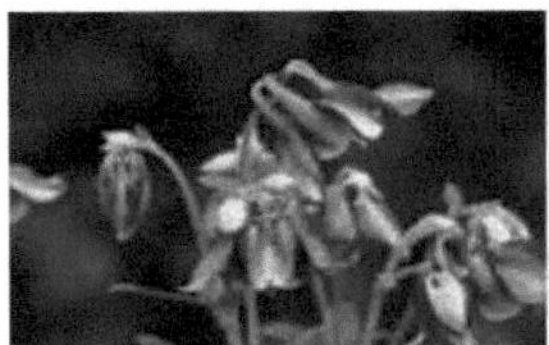 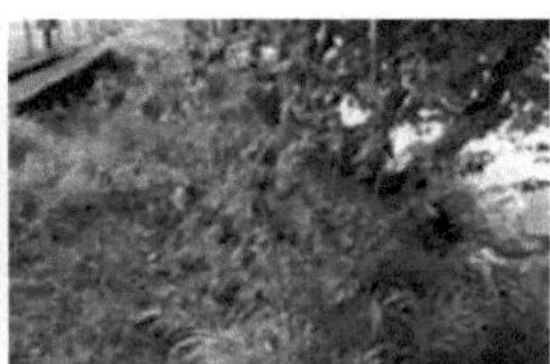 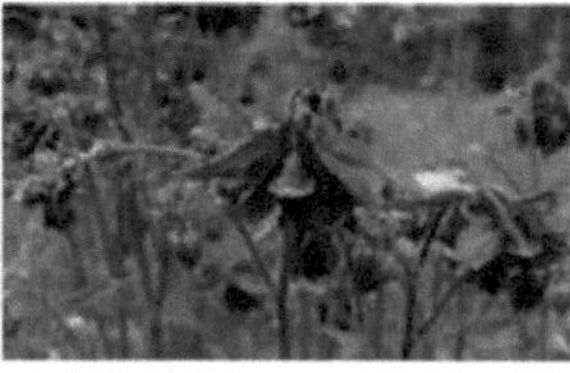

Consolida regalis: A Consolida regalis é uma planta ANUAL/BIENAL que cresce até 0,5 m. As flores são hermafroditas (têm órgãos masculinos e femininos) e são polinizadas por abelhas, lepidópteros. A planta é auto-fértil. É conhecida por atrair a vida selvagem. Adequado para: solos ligeiros (arenosos), médios (argilosos) e pesados (argilosos) e prefere solos bem drenados. pH adequado: solos ácidos, neutros e básicos (alcalinos). Pode crescer à meia-sombra (bosque ligeiro) ou sem sombra. Prefere solos secos ou húmidos e tolera a seca.

A Larkspur foi em tempos utilizada internamente no tratamento de uma série de doenças, mas a sua única ação certa é a de um purgante violento e hoje em dia só ocasionalmente é utilizada na medicina popular. No entanto, é útil quando utilizada externamente, para matar parasitas da pele. A planta deve ser utilizada com precaução, ver as notas acima sobre a toxicidade. A semente é anti-helmíntica, ligeiramente diurética, hipnótica, purgativa e vasodilatadora. Tem sido utilizada internamente no tratamento de asma espasmódica e hidropisia. As flores ou a planta inteira são ligeiramente diuréticas e hipotensivas. O sumo expresso das folhas tem sido considerado uma aplicação eficaz para hemorroidas. Uma conserva feita a partir das flores tem sido considerada um bom remédio para crianças quando sujeitas a purgas violentas. O sumo das flores também tem sido utilizado como tratamento para cólicas. Todas as partes da planta são venenosas em grandes doses. A semente é especialmente tóxica.

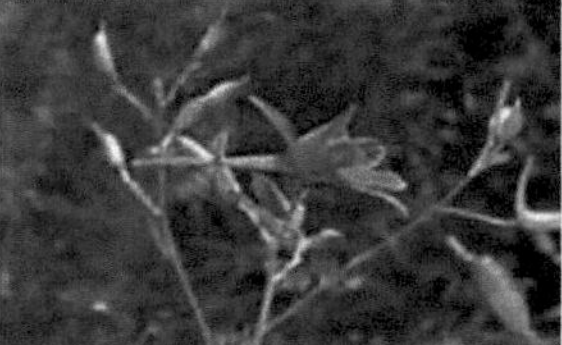 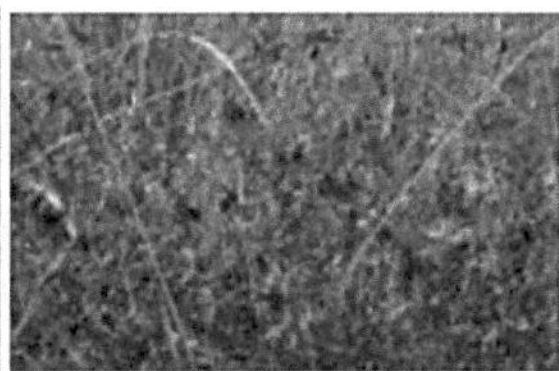 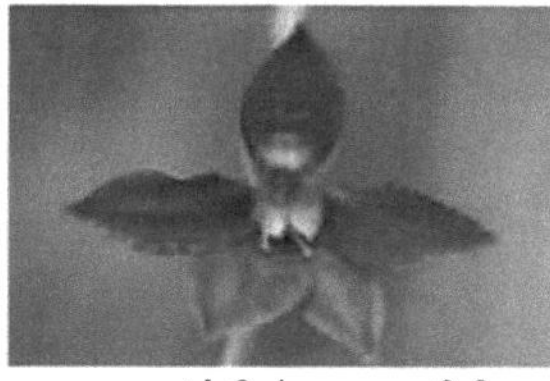

Nigella sativa**:** A Nigella sativa é uma planta ANUAL que cresce até 0,4 m por 0,2 m. As flores são hermafroditas (têm órgãos masculinos e femininos) e são polinizadas por abelhas. Apto para: solos ligeiros (arenosos), médios (argilosos) e pesados (argilosos) e prefere solos bem drenados. pH adequado: solos ácidos, neutros e básicos (alcalinos). Não pode crescer à sombra. Prefere o solo seco ou húmido. Como muitas ervas aromáticas culinárias, as sementes de cominho preto são benéficas para o sistema digestivo, acalmando as dores de estômago e os espasmos e aliviando o vento, o inchaço e as cólicas. A semente madura é anti-helmíntica, carminativa, diaforética, digestiva, diurética, emenagoga, galactogoga, laxante e estimulante. Uma infusão é utilizada no tratamento de perturbações digestivas e menstruais, lactação insuficiente e problemas brônquicos. As sementes são muito usadas na Índia para aumentar o fluxo de leite nas mães que amamentam e também podem ser usadas para tratar vermes intestinais, especialmente em crianças. Externamente, a semente é moída em pó, misturada com óleo de sésamo e utilizada para tratar abcessos, hemorróidas e orquite. A semente em pó tem sido utilizada para remover piolhos do cabelo.

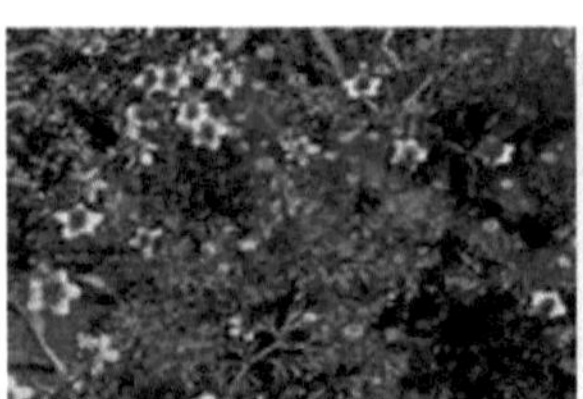 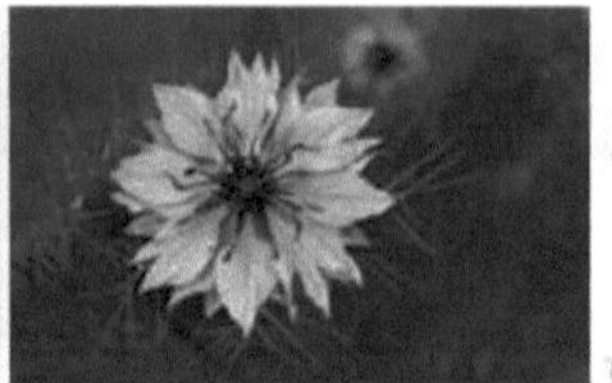 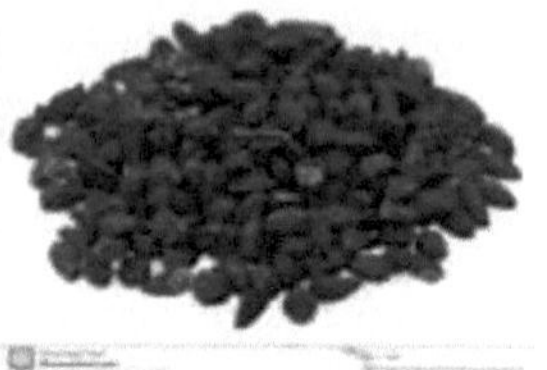

Ziziphus jujuba: Ziziphus jujuba é uma árvore de folha caduca que cresce rapidamente até 10 m por 7 m. As flores são hermafroditas (têm órgãos masculinos e femininos) e são polinizadas por insectos. A planta é auto-fértil. Adequado para: solos leves (arenosos), médios (argilosos) e pesados (argilosos), prefere solos bem drenados e pode crescer em solos nutricionalmente pobres. pH adequado: solos ácidos, neutros e básicos (alcalinos) e pode desenvolver-se em solos muito alcalinos. Não pode crescer à sombra. Prefere solos secos ou húmidos e pode tolerar a seca. A jujuba é um fruto delicioso e um remédio eficaz à base de plantas. Ajuda a ganhar peso, melhora a força muscular e aumenta a resistência. Na medicina chinesa, é prescrita como um tónico para fortalecer a função hepática. A investigação japonesa demonstrou que a jujuba aumenta a resistência do sistema imunitário. Num ensaio clínico realizado na China, 12 pacientes com problemas de fígado receberam jujuba, amendoins e açúcar mascavado todas as noites. Em quatro semanas, a sua função hepática melhorou. Antídoto, diurético, emoliente, expetorante. Os frutos secos contêm saponinas, triterpenóides e alcalóides. São anódinos, anticancerígenos, peitorais, refrigerantes, sedativos, estomacais, estípticos e tónicos. Considera-se que purificam o sangue e ajudam a digestão. São utilizadas internamente no tratamento de uma série de doenças, incluindo a fadiga crónica, a perda de apetite, a diarreia, a faringite, a bronquite, a anemia, a irritabilidade e a histeria. A semente contém uma série de compostos medicamente activos, incluindo saponinas, triterpenos, flavonóides e alcalóides. É hipnótica, narcótica, sedativa, estomacal e tónica. É utilizada internamente no tratamento de palpitações, insónias, esgotamento nervoso, suores noturnos e transpiração excessiva. A raiz é utilizada no tratamento da dispepsia. Uma decocção da raiz tem sido usada no tratamento de febres. A raiz é transformada num pó e aplicada em feridas e úlceras antigas. As folhas são adstringentes e febrífugas. Diz-se que favorecem o crescimento do cabelo. São utilizadas para formar um emplastro no tratamento do estrangulamento. A planta é um remédio popular para a anemia, a hipertonia, a nefrite e as doenças nervosas. A planta é muito utilizada na China como tratamento de queimaduras.

Cuidado com diabéticos que tomam medicamentos alopáticos.

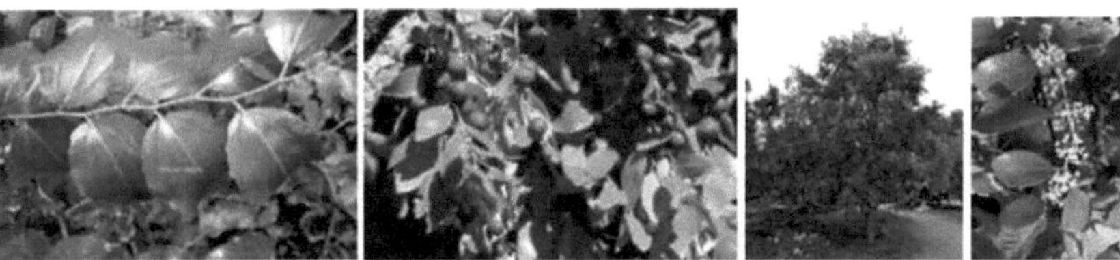

Amygdalus communis: A Amygdalus communis é uma árvore de folha caduca que cresce até 6 m. As flores são hermafroditas (têm órgãos masculinos e femininos) e são polinizadas por insectos. A planta é auto-fértil. Apto para: solos leves (arenosos), médios (argilosos) e pesados (argilosos) e prefere solos bem drenados. pH adequado: solos ácidos, neutros e básicos (alcalinos). Não pode crescer à sombra. Prefere os solos húmidos. Para além de ser uma adição saborosa à dieta, as amêndoas são também benéficas para a saúde geral do corpo, sendo utilizadas especialmente no tratamento de pedras nos rins, cálculos biliares e obstipação. A nível externo, o óleo é aplicado em peles secas e é também frequentemente utilizado como óleo de base em aromaterapia. A semente é demulcente, emoliente, laxante, nutritiva e peitoral. Quando utilizado medicinalmente, o óleo fixo da semente é normalmente empregue. A semente contém "laetrile", uma substância que também tem sido chamada de vitamina B17. Afirma-se que esta substância tem um efeito positivo no tratamento do cancro, mas atualmente não parece haver muitas provas que o sustentem. A substância pura é quase inofensiva, mas ao ser hidrolisada produz ácido cianídrico, um veneno de ação muito rápida, pelo que deve ser tratada com precaução. Em pequenas quantidades, este composto extremamente venenoso estimula a respiração, melhora a digestão e dá uma sensação de bem-estar. As folhas são utilizadas no tratamento da diabetes. A planta contém o composto antitumoral taxifolina. Embora não se tenha visto nenhuma menção específica a esta espécie, ela pertence a um género em que a maioria, se não todos os membros do género, produzem cianeto de hidrogénio, um veneno que dá às amêndoas o seu sabor caraterístico. Esta toxina encontra-se principalmente nas folhas e nas sementes e é facilmente detectada pelo seu sabor amargo. Geralmente está presente em quantidades demasiado pequenas para causar qualquer dano, mas qualquer semente ou fruto muito amargo não deve ser consumido. Em pequenas quantidades, o cianeto de hidrogénio tem demonstrado estimular a respiração e melhorar a digestão, sendo também considerado benéfico no tratamento do cancro. Em excesso, porém, pode causar insuficiência respiratória e até a morte.

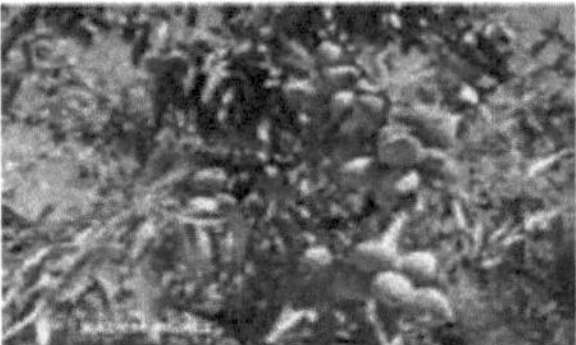 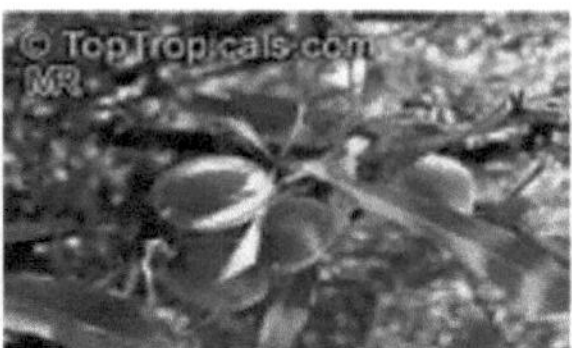 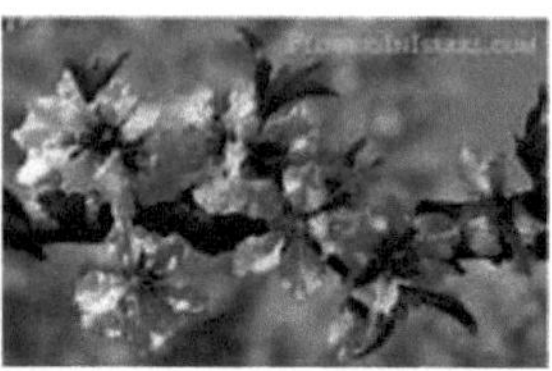

Armeniaca vulgaris: A Armeniaca vulgaris é uma árvore de folha caduca que cresce até 9 m por 6 m a um ritmo médio. As flores são hermafroditas (têm órgãos masculinos e femininos) e são polinizadas por insectos. A planta é auto-fértil. Apto para: solos ligeiros (arenosos) e médios (argilosos) e prefere solos bem drenados. pH adequado: solos ácidos, neutros e básicos (alcalinos). Pode crescer à meia-sombra (bosque ligeiro) ou sem sombra. Prefere solos húmidos. Os frutos do alperce contêm ácido cítrico e tartárico, carotenóides e flavonóides. São nutritivos, depurativos e ligeiramente laxantes. São um complemento valioso para a dieta, actuando suavemente para melhorar a saúde geral. O fruto salgado é anti-inflamatório e antissético. É utilizado medicinalmente no Vietname para o tratamento de doenças respiratórias e digestivas. Antipirético, anti-sético, emético e oftálmico. As flores são tónicas, favorecendo a fecundidade nas mulheres. A casca é adstringente. A casca interna e/ou a raiz são utilizadas para tratar o envenenamento causado pela ingestão de sementes de amêndoas amargas e de alperces (que contêm cianeto de hidrogénio). Outro relatório diz que uma decocção da casca exterior é usada para neutralizar os efeitos do cianeto de hidrogénio. A decocção também é usada para acalmar condições de pele inflamadas e irritadas. A semente é analgésica, anti-helmíntica, anti-asmática, antiespasmódica, antitússica, demulcente, emoliente, expetorante, peitoral, sedativa e vulnerária. É utilizada no tratamento da asma, da tosse, da bronquite aguda ou crónica e da obstipação. A semente contém "laetrilo", uma substância que também é designada por vitamina B17. Tem sido alegado que esta substância tem um efeito positivo no tratamento do cancro, mas atualmente não parece haver muitas provas que o sustentem. A substância pura é quase inofensiva, mas ao ser hidrolisada produz ácido cianídrico, um veneno de ação muito rápida, pelo que deve ser tratada com precaução. Em pequenas quantidades, este composto extremamente venenoso estimula a respiração, melhora a digestão e dá uma sensação de bem-estar. Esta espécie produz cianeto de hidrogénio, um veneno que dá às amêndoas o seu sabor caraterístico. Esta toxina encontra-se principalmente nas folhas e nas sementes e é facilmente detectada pelo seu sabor amargo. Normalmente presente em quantidades demasiado pequenas para causar qualquer dano, qualquer semente ou fruto muito amargo não deve ser consumido. Em pequenas quantidades, o cianeto de hidrogénio tem demonstrado estimular a respiração e melhorar a digestão, sendo também considerado benéfico no tratamento do cancro. Em excesso, no entanto, pode causar insuficiência respiratória e até a morte. Doses orais de 50 g de cianeto de hidrogénio podem ser fatais (= 30 g de amêndoas ou 50-60 amêndoas a 2 mg HCN/g de amêndoa).

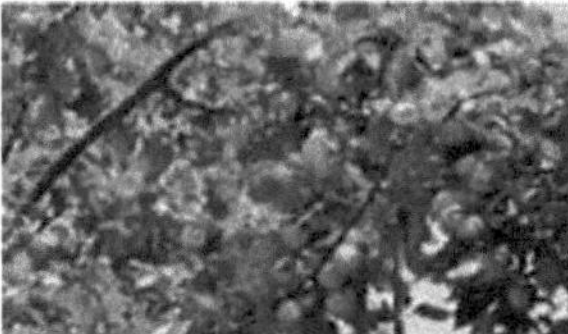 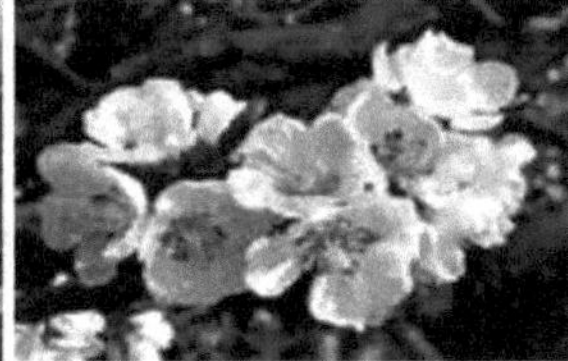 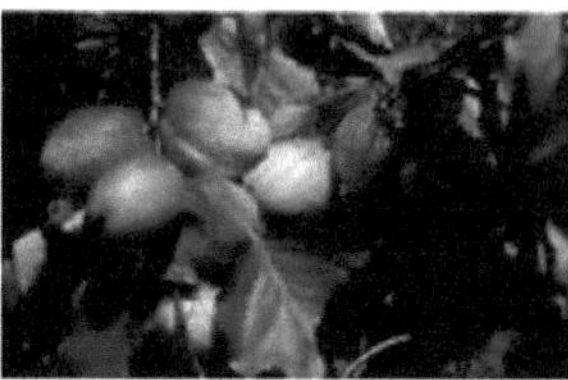

Cerasus avium: O Cerasus avium é uma árvore de folha caduca que cresce rapidamente até aos 18 m por 7 m. As flores são hermafroditas (têm órgãos masculinos e femininos) e são polinizadas por abelhas. A planta não é auto-fértil. É conhecida por atrair a vida selvagem. Adequado para: solos ligeiros (arenosos), médios (argilosos) e pesados (argilosos) e prefere solos bem drenados. pH adequado: solos ácidos, neutros e básicos (alcalinos). Pode crescer à sombra ou sem sombra. Prefere solos húmidos. Os caules dos frutos são adstringentes, diuréticos e tónicos. Uma decocção é utilizada no tratamento de cistites, edemas, afecções brônquicas, intestinos soltos e anemia. Uma resina aromática pode ser obtida fazendo pequenas incisões no tronco. Esta tem sido utilizada como inalante no tratamento da tosse persistente. Embora não tenha sido encontrada nenhuma menção específica a esta espécie, todos os membros do género contêm amigdalina e prunasina, substâncias que se decompõem na água para formar ácido cianídrico (cianeto ou ácido prússico). Em pequenas quantidades, este composto extremamente venenoso estimula a respiração, melhora a digestão e dá uma sensação de bem-estar. Embora não se tenha visto nenhuma menção específica a esta espécie, ela pertence a um género em que a maioria, se não todos os membros do género, produzem cianeto de hidrogénio, um veneno que dá às amêndoas o seu sabor caraterístico. Esta toxina encontra-se principalmente nas folhas e nas sementes e é facilmente detectada pelo seu sabor amargo. Geralmente está presente em quantidades demasiado pequenas para causar qualquer dano, mas qualquer semente ou fruto muito amargo não deve ser consumido. Em pequenas quantidades, o cianeto de hidrogénio tem demonstrado estimular a respiração e melhorar a digestão, sendo também considerado benéfico no tratamento do cancro. Em excesso, porém, pode causar insuficiência respiratória e até a morte.

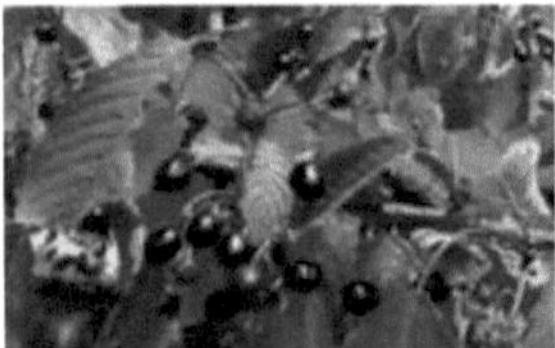
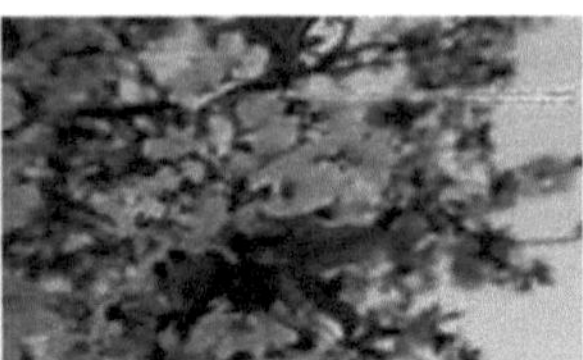
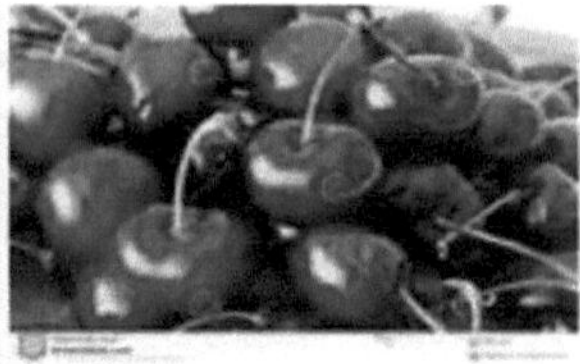

Cerasus vulgaris: O Cerasus vulgaris é uma árvore de folha caduca que cresce até 6 m. As flores são hermafroditas (têm órgãos masculinos e femininos) e são polinizadas por abelhas. A planta é auto-fértil. Adequado para: solos ligeiros (arenosos), médios (argilosos) e pesados (argilosos) e prefere solos bem drenados. pH adequado: solos ácidos, neutros e básicos (alcalinos) e pode desenvolver-se em solos muito ácidos. Pode crescer à meia-sombra (bosque ligeiro) ou sem sombra. Prefere solos húmidos. A planta tolera a exposição marítima. A casca é adstringente, amarga e febrífuga. Uma infusão da casca tem sido utilizada no tratamento de febres, tosses e constipações. A casca da raiz tem sido usada como uma lavagem para feridas antigas e úlceras. A semente é nervosa. Embora não tenha sido encontrada nenhuma menção específica a esta espécie, todos os membros do género contêm amigdalina e prunasina, substâncias que se decompõem na água para formar ácido cianídrico (cianeto ou ácido prússico). Em pequenas quantidades, este composto extremamente venenoso estimula a respiração, melhora a digestão e dá uma sensação de bem-estar. Embora não se tenha visto nenhuma menção específica a esta espécie, ela pertence a um género em que a maioria, se não todos os membros do género, produzem cianeto de hidrogénio, um veneno que dá às amêndoas o seu sabor caraterístico. Esta toxina encontra-se principalmente nas folhas e nas sementes e é facilmente detectada pelo seu sabor amargo. Geralmente está presente em quantidades demasiado pequenas para causar qualquer dano, mas qualquer semente ou fruto muito amargo não deve ser consumido. Em pequenas quantidades, o cianeto de hidrogénio tem demonstrado estimular a respiração e melhorar a digestão, sendo também considerado benéfico no tratamento do cancro. Em excesso, porém, pode causar insuficiência respiratória e até a morte.

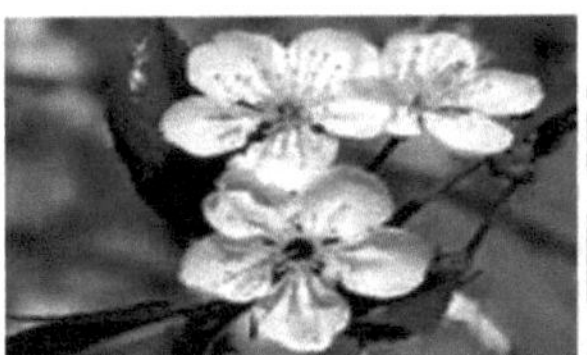 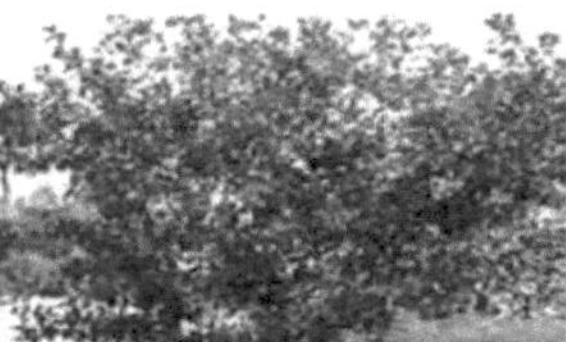 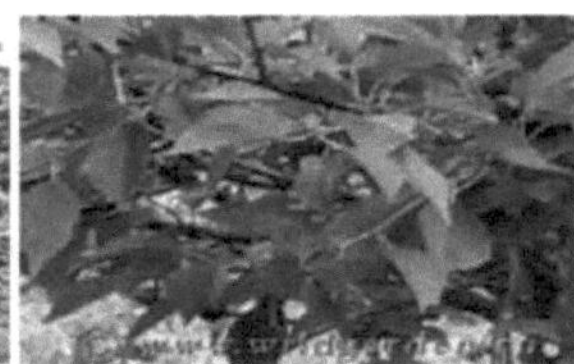

Fragaria vesca: A Fragaria vesca é uma planta PERENAL que cresce até 0,3 m. Não é sensível às geadas. As flores são hermafroditas (têm órgãos masculinos e femininos) e são polinizadas por insectos. Apto para: solos ligeiros (arenosos), médios (argilosos) e pesados (argilosos) e prefere solos bem drenados. pH adequado: solos ácidos, neutros e básicos (alcalinos). Pode crescer à meia-sombra (bosque ligeiro) ou sem sombra. Prefere solos húmidos. As folhas e os frutos são adstringentes, diuréticos, laxantes e tónicos. Utilizam-se sobretudo as folhas, mas os frutos são um excelente alimento para tomar em caso de febre e são também eficazes no tratamento da gota reumática. Uma fatia de morango é também excelente quando aplicada externamente na pele queimada pelo sol. Um chá feito com as folhas é um tónico para o sangue. É utilizado no tratamento de frieiras e também como lavagem externa de queimaduras solares. As folhas são colhidas no verão e secas para utilização posterior. Os frutos contêm ácido salicílico e são benéficos no tratamento de problemas hepáticos e renais, bem como no tratamento de reumatismo e gota. As raízes são adstringentes e diuréticas. Uma decocção é usada internamente no tratamento de diarreia e disenteria crónica. Externamente, é utilizada para tratar frieiras e como gargarejo para a garganta. As raízes são colhidas no outono e secas para utilização posterior.

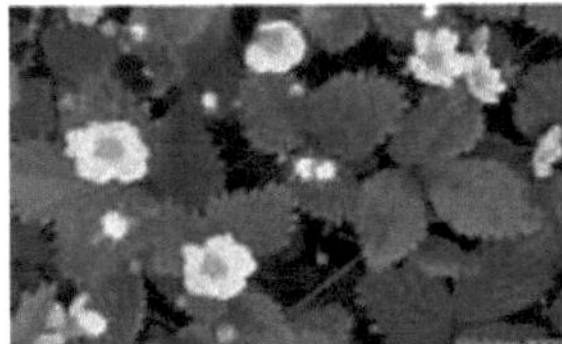 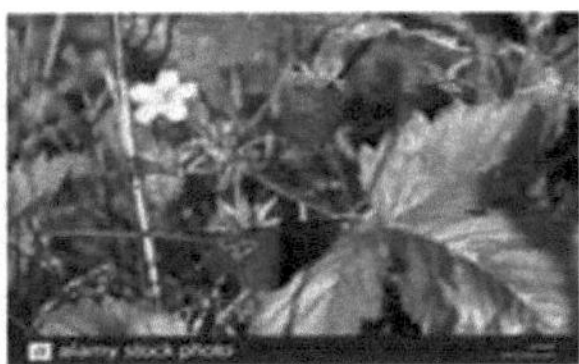 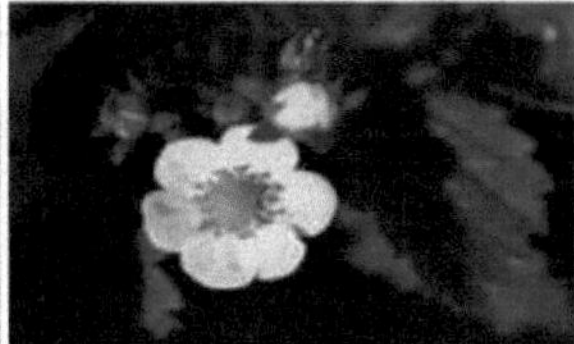

Malus orientalis: O Malus orientalis é uma árvore de folha caduca que cresce até 7 m a um ritmo médio. As flores são hermafroditas (têm órgãos masculinos e femininos) e são polinizadas por insectos. É conhecida por atrair a vida selvagem. Adaptado a: solos ligeiros (arenosos), médios (argilosos) e pesados (argilosos), prefere solos bem drenados e pode crescer em solos argilosos pesados. pH adequado: solos ácidos, neutros e básicos (alcalinos). Pode crescer à meia-sombra (bosque ligeiro) ou sem sombra. Prefere o solo húmido. A casca, e sobretudo a casca da raiz, é anti-helmíntica, refrigerante e soporífera. Utiliza-se uma infusão no tratamento das febres intermitentes, remitentes e biliosas. Diz-se que o fruto dissipa os gases, dissolve as mucosas, cura o fluxo e é um tónico para a anemia, as afecções biliosas e as cólicas. As folhas contêm até 2,4% de uma substância antibacteriana denominada "phloretin". Esta substância inibe o crescimento de um certo número de bactérias gram-positivas e gram-negativas numa concentração tão baixa como 30 ppm. A planta é utilizada nos remédios florais de Bach - as palavras-chave para a prescrever são 'The cleansing remedy', 'Despondency' e 'Despair'. Todos os membros deste género contêm a toxina cianeto de hidrogénio nas suas sementes e possivelmente também nas suas folhas, mas não nos seus frutos. O cianeto de hidrogénio é a substância que dá às amêndoas o seu sabor caraterístico, mas só deve ser consumido em quantidades muito pequenas. As sementes de maçã não contêm normalmente quantidades muito elevadas de cianeto de hidrogénio mas, mesmo assim, não devem ser consumidas em quantidades muito grandes. Em pequenas quantidades, o cianeto de hidrogénio tem demonstrado estimular a respiração e melhorar a digestão, sendo também considerado benéfico no tratamento do cancro. Em excesso, porém, pode causar insuficiência respiratória e até a morte.

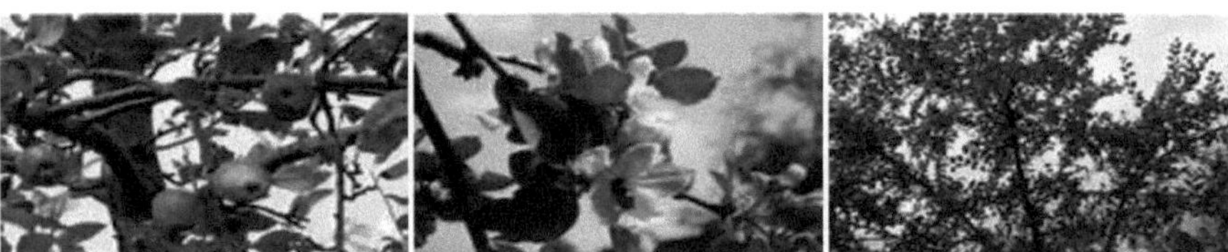

Mespilus germanica: A Mespilus germanica é uma árvore de folha caduca que cresce até aos 6 m a um ritmo médio. As flores são hermafroditas (têm órgãos masculinos e femininos) e são polinizadas por abelhas. A planta é auto-fértil. Apto para: solos ligeiros (arenosos), médios (argilosos) e pesados (argilosos) e prefere solos bem drenados. pH adequado: solos ácidos, neutros e básicos (alcalinos). Pode crescer à meia-sombra (bosque ligeiro) ou sem sombra. Prefere solos húmidos. A planta tolera ventos fortes mas não a exposição marítima. A polpa do fruto é laxante. As folhas são adstringentes. A semente é litotrópica. É triturada para utilização, mas é preciso ter cuidado, pois as sementes contêm a toxina ácido cianídrico. A casca tem sido usada como substituto do quinino, mas com resultados incertos. As sementes contêm o ácido cianídrico tóxico (a substância que dá sabor às amêndoas) e não devem ser consumidas em quantidade.

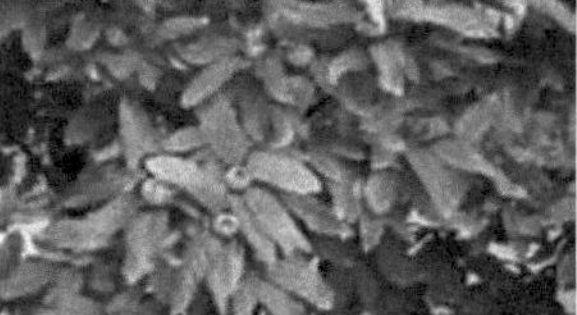 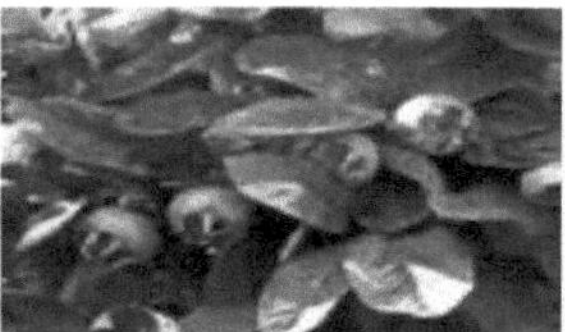 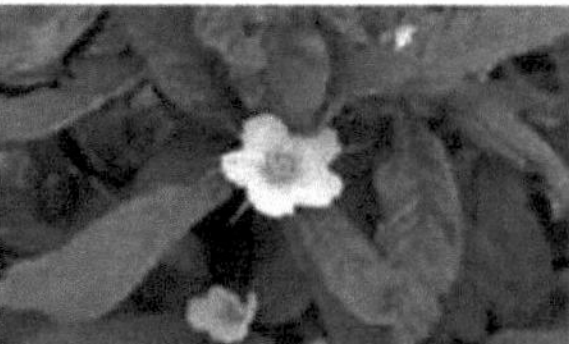

Persica vulgaris: A Persica vulgaris é uma árvore de folha caduca que cresce rapidamente até aos 6 m. As flores são hermafroditas (têm órgãos masculinos e femininos) e são polinizadas por abelhas. A planta é auto-fértil. Adequado para: solos leves (arenosos), médios (argilosos) e pesados (argilosos) e prefere solos bem drenados. pH adequado: solos ácidos, neutros e básicos (alcalinos). Não pode crescer à sombra. Prefere solos húmidos. As folhas são adstringentes, demulcentes, diuréticas, expectorantes, febrífugas, laxantes, parasiticidas e ligeiramente sedativas. São utilizadas internamente no tratamento da gastrite, tosse convulsa, tosse e bronquite. Ajudam também a aliviar os vómitos e os enjoos matinais durante a gravidez, embora a dose deva ser cuidadosamente controlada devido à sua ação diurética. As folhas secas e em pó foram por vezes utilizadas para ajudar a curar feridas e chagas. As folhas são colhidas em junho e julho e depois secas para utilização posterior. As flores são diuréticas, sedativas e vermífugas. São utilizadas internamente no tratamento da obstipação e do edema. A goma dos caules é alteradora, adstringente, demulcente e sedativa. A semente é anti-asmática, antitússica, emoliente, hemolítica, laxante e sedativa. É utilizada internamente no tratamento da obstipação em idosos, tosse, asma e distúrbios menstruais. A casca é demulcente, diurética, expetorante e sedativa. É utilizada internamente no tratamento da gastrite, tosse convulsa, tosse e bronquite. A casca da raiz é utilizada no tratamento da hidropisia e da iterícia. A casca é colhida das árvores jovens na primavera e é seca para utilização posterior. A semente contém "laetrile", uma substância que também tem sido chamada vitamina B17. Tem sido afirmado que esta substância tem um efeito positivo no tratamento do cancro, mas atualmente não parece haver muitas provas que o sustentem. A substância pura é quase inofensiva, mas ao ser hidrolisada produz ácido cianídrico, um veneno de ação muito rápida, pelo que deve ser tratada com precaução. Em pequenas quantidades, este composto extremamente venenoso estimula a respiração, melhora a digestão e dá uma sensação de bem-estar. A semente pode conter níveis elevados de cianeto de hidrogénio, um veneno que dá às amêndoas o seu sabor caraterístico. Esta toxina é facilmente detectada pelo seu sabor amargo. Normalmente presente em quantidades demasiado pequenas para causar qualquer dano, qualquer semente ou fruto muito amargo não deve ser consumido. Em pequenas quantidades, o cianeto de hidrogénio tem demonstrado estimular a respiração e melhorar a digestão, sendo também considerado benéfico no tratamento do cancro. Em excesso, porém, pode causar insuficiência respiratória e até a morte.

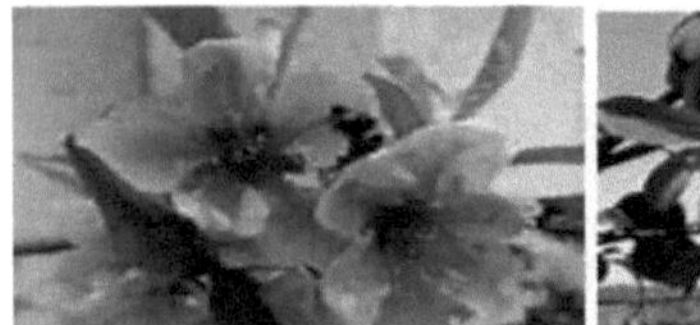 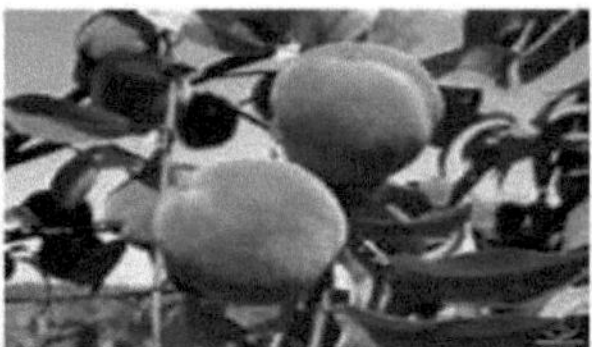 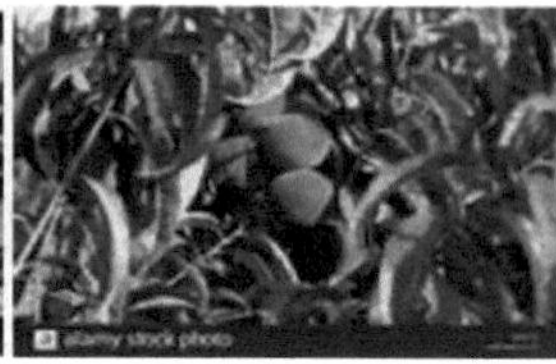

Prunus sativum: O Prunus sativum é uma árvore de folha caduca que atinge 9 m de altura a um ritmo médio. As flores são hermafroditas (têm órgãos masculinos e femininos) e são polinizadas por abelhas. Adaptado a: solos leves (arenosos), médios (argilosos) e pesados (argilosos), prefere solos bem drenados e pode crescer em solos argilosos pesados. pH adequado: solos ácidos, neutros e básicos (alcalinos). Pode crescer à meia-sombra (bosque ligeiro) ou sem sombra. Prefere o solo húmido. A planta tolera ventos fortes mas não a exposição marítima. A planta é utilizada nos remédios florais de Bach - as palavras-chave para a prescrever são "Desespero", "Medo de perder o controlo da mente" e "Medo de fazer alguma coisa assustadora". É também um dos cinco ingredientes do "Rescue remedy". Embora não tenha sido encontrada nenhuma menção específica a esta espécie, todos os membros do género contêm amígdalina e prunasina, substâncias que se decompõem na água para formar ácido cianídrico (cianeto ou ácido prússico). Em pequenas quantidades, este composto extremamente venenoso estimula a respiração, melhora a digestão e dá uma sensação de bem-estar. Embora não se tenha visto nenhuma menção específica a esta espécie, ela pertence a um género em que a maioria, se não todos os membros do género, produzem cianeto de hidrogénio, um veneno que dá às amêndoas o seu sabor caraterístico. Esta toxina encontra-se principalmente nas folhas e nas sementes e é facilmente detectada pelo seu sabor amargo. Geralmente está presente em quantidades demasiado pequenas para causar qualquer dano, mas qualquer semente ou fruto muito amargo não deve ser consumido. Em pequenas quantidades, o cianeto de hidrogénio tem demonstrado estimular a respiração e melhorar a digestão, sendo também considerado benéfico no tratamento do cancro. Em excesso, porém, pode causar insuficiência respiratória e até a morte.

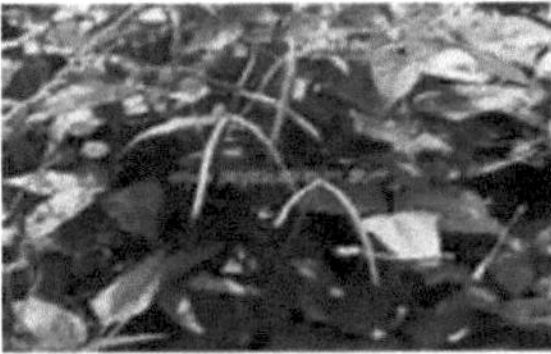
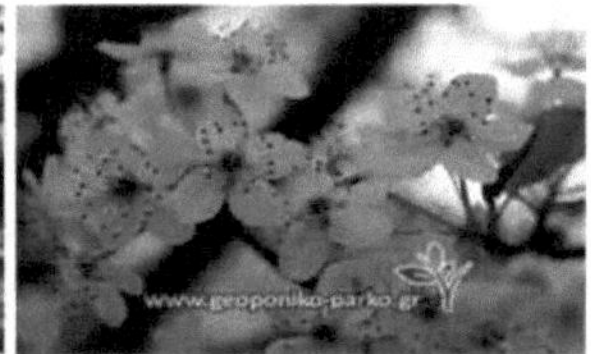

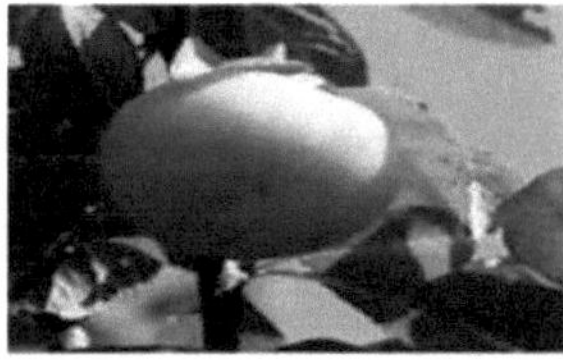

Pyrus communis: Pyrus communis é uma árvore de folha caduca que cresce rapidamente até 13 m. As flores são hermafroditas (têm órgãos masculinos e femininos) e são polinizadas por insectos. Adequado para: solos leves (arenosos), médios (argilosos) e pesados (argilosos), prefere solos bem drenados e pode crescer em solos argilosos pesados. pH adequado: solos ácidos, neutros e básicos (alcalinos). Pode crescer em semi-sombra (bosque ligeiro) ou sem sombra. Prefere solos húmidos e tolera a seca. Tolera a poluição atmosférica. Os frutos são adstringentes, febrífugos e sedativos.

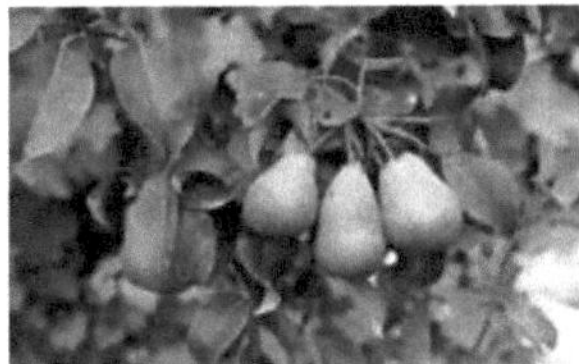
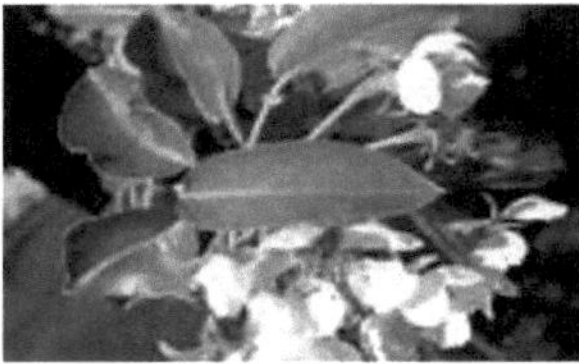
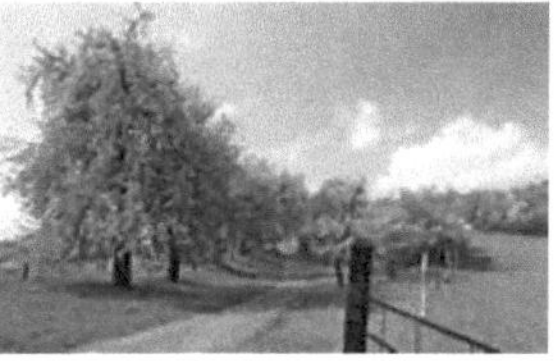

Rosa canina: a rosa canina é um arbusto de folha caduca que cresce rapidamente até aos 3 m de altura. As flores são hermafroditas (têm órgãos masculinos e femininos) e são polinizadas por abelhas, moscas, escaravelhos, lepidópteros, auto, apomíticos. A planta é auto-fértil. É conhecida por atrair a vida selvagem. Adequado para: solos ligeiros (arenosos), médios (argilosos) e pesados (argilosos), prefere solos bem drenados e pode crescer em solos argilosos pesados. pH adequado: solos ácidos, neutros e básicos (alcalinos). Pode crescer à meia-sombra (bosque ligeiro) ou sem sombra. Prefere solos húmidos ou molhados. A planta tolera ventos fortes mas não a exposição marítima. As pétalas, as ancas e as galhas são adstringentes, carminativas, diuréticas, laxantes, oftálmicas e tónicas. As ancas são tomadas internamente no tratamento de constipações, gripe, doenças infecciosas menores, escorbuto, diarreia e gastrite. Um xarope feito a partir das ancas é utilizado como um aromatizante agradável em medicamentos e é adicionado a misturas para a tosse. Uma água destilada feita a partir da planta é ligeiramente adstringente e é utilizada como loção para peles delicadas.

As sementes têm sido utilizadas como vermífugo. A planta é utilizada nos remédios florais de Bach - as palavras-chave para a sua prescrição são "Resignação" e "Apatia". O fruto de muitos membros deste género é uma fonte muito rica em vitaminas e minerais, especialmente em vitaminas A, C e E, flavonóides e outros compostos bioactivos. É também uma fonte bastante boa de ácidos gordos essenciais, o que é bastante invulgar para um fruto. Está a ser investigado como um alimento capaz de reduzir a incidência de cancro e também como um meio de parar ou inverter o crescimento dos cancros. Ácido ascórbico na casca da rosa canina (vitamina C, 0,2 a 2,4%). Existe uma camada de pêlos à volta das sementes, logo abaixo da polpa do fruto. Estes pêlos podem causar irritação na boca e no trato digestivo se forem ingeridos.

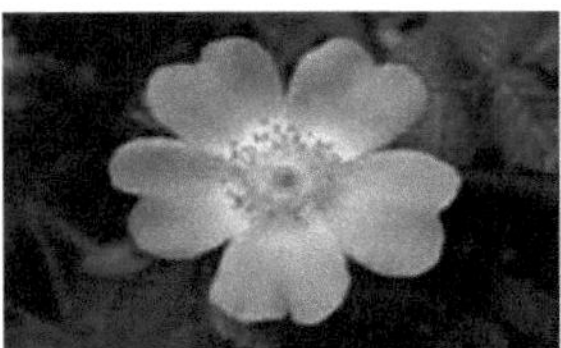
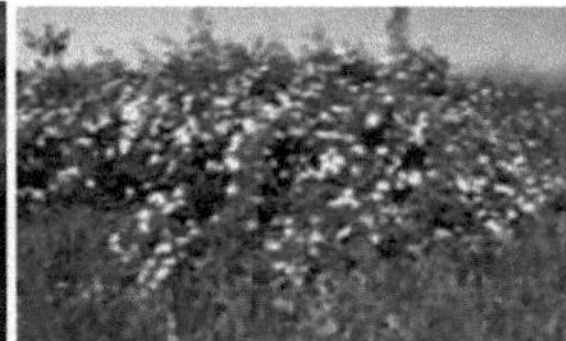
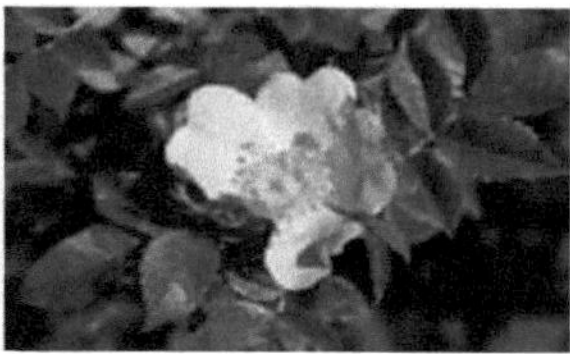

Rosa gallica**:** A Rosa gallica é um arbusto de folha caduca que cresce até 2 m por 1 m. As flores são hermafroditas (têm órgãos masculinos e femininos) e são polinizadas por abelhas. Adequado para: solos ligeiros (arenosos), médios (argilosos) e pesados (argilosos), prefere solos bem drenados e pode crescer em solos argilosos pesados. pH adequado: solos ácidos, neutros e básicos (alcalinos) e pode desenvolver-se em solos muito alcalinos. As pétalas são antibacterianas, adstringentes e tónicas. São tomadas internamente no tratamento de constipações, infecções brônquicas, gastrite, diarreia, depressão e letargia. Externamente, são utilizadas para tratar infecções oculares, dores de garganta, ferimentos ligeiros e problemas de pele. O fruto de muitos membros deste género é uma fonte muito rica em vitaminas e minerais, especialmente em vitaminas A, C e E, flavonóides e outros compostos bioactivos. É também uma fonte bastante boa de ácidos gordos essenciais, o que é bastante invulgar para um fruto. Está a ser investigado como um alimento capaz de reduzir a incidência de cancro e também como um meio de parar ou inverter o crescimento de cancros. O óleo essencial das flores é utilizado em aromaterapia para combater a depressão, a ansiedade e os sentimentos negativos. Pode crescer à meia sombra (floresta ligeira) ou sem sombra. Prefere o solo húmido. Existe uma camada de pêlos à volta das sementes, logo abaixo da polpa do fruto.

Estes pêlos podem causar irritação na boca e no trato digestivo se forem ingeridos.

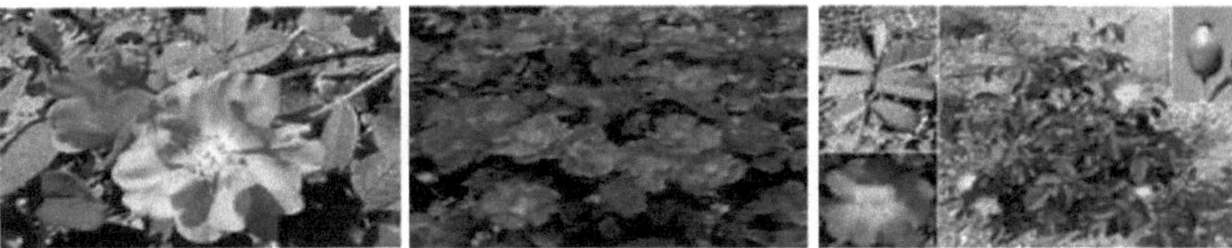

Citrus bigaradia: Citrus bigaradia é uma árvore perene que cresce até 9 m por 6 m. As flores são hermafroditas (têm órgãos masculinos e femininos) e são polinizadas por insectos apomíticos. A planta é auto-fértil. Apto para: solos médios (argilosos) e pesados (argilosos) e prefere solos bem drenados. pH adequado: solos ácidos e neutros e pode desenvolver-se em solos muito alcalinos. Não pode crescer à sombra. Prefere solos húmidos. As espécies de citrinos contêm uma vasta gama de ingredientes activos e a investigação ainda está em curso para encontrar utilizações para os mesmos. São ricos em vitamina C, flavonóides, ácidos e óleos voláteis. Contêm também cumarinas, como o bergapten, que sensibiliza a pele à luz solar. O bergapten é por vezes adicionado a preparações de bronzeamento, uma vez que promove a pigmentação da pele, embora possa causar dermatites ou reacções alérgicas em algumas pessoas. Algumas das aplicações mais recentes das plantas são como fontes de anti-oxidantes e esfoliantes químicos em cosméticos especializados. As plantas também contêm umbeliferona, que é antifúngica, bem como óleos essenciais que são antifúngicos e antibacterianos. Contêm também a pirona citrantina, que apresenta uma atividade antifertilidade e foi outrora utilizada como componente de contraceptivos. Tanto as folhas como as flores são antiespasmódicas, digestivas e sedativas. Uma infusão é utilizada no tratamento de problemas de estômago, digestão lenta, etc. O fruto é antiemético, antitússico, carminativo, diaforético, digestivo e expetorante. Pode utilizar-se o fruto imaturo (chamado Zhi Shi na China) ou o fruto maduro sem sementes e sem endocarpo (chamado Zhi Ke). O fruto imaturo tem uma ação mais forte. São utilizados no tratamento da dispepsia, prisão de ventre, distensão abdominal, sensação de abafamento no peito, prolapso do útero, reto e estômago. A casca do fruto é amarga, digestiva e estomacal. A semente e o pericarpo são utilizados no tratamento da anorexia, dores no peito, constipações, tosse, etc. O óleo essencial é utilizado em aromaterapia. A sua palavra-chave é "Radiance". É utilizado no tratamento da depressão, tensão e problemas de pele.

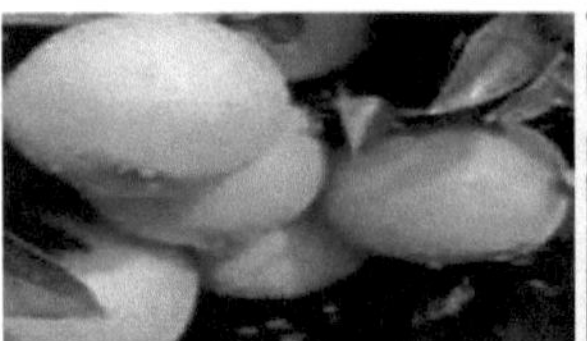 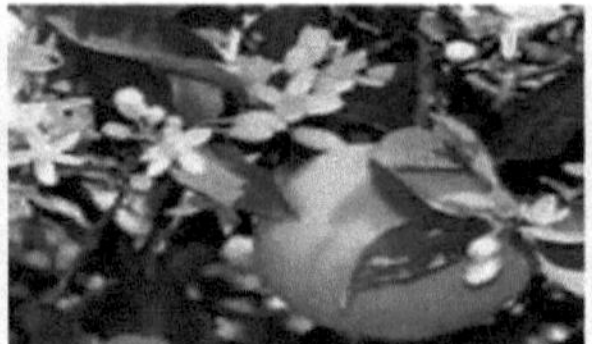 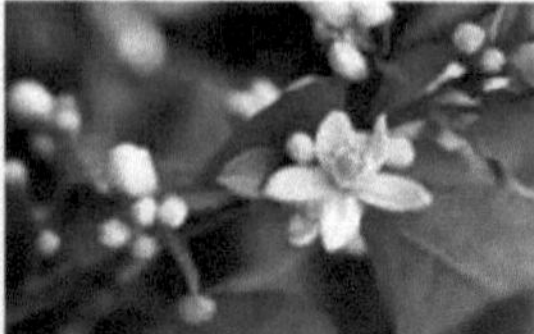

Citrus limonum: O Citrus limonum é um arbusto perene que cresce até 3 m por 1 m a um ritmo médio. É tenro às geadas. As flores são hermafroditas (têm órgãos masculinos e femininos) e são polinizadas por insectos apomíticos. A planta é auto-fértil. Apto para: solos médios (argilosos) e pesados (argilosos) e prefere solos bem drenados. pH adequado: solos ácidos, neutros e básicos (alcalinos) e pode desenvolver-se em solos muito alcalinos. Não pode crescer à sombra. Prefere solos húmidos. Os limões são um excelente medicamento preventivo e têm uma vasta gama de utilizações na farmácia doméstica.

O fruto é rico em vitamina C, que ajuda o organismo a combater as infecções e também a prevenir ou tratar o escorbuto. Em tempos, era obrigatório dar aos marinheiros uma onça de limão por dia para prevenir o escorbuto. Aplicado localmente, o sumo é um bom adstringente e é utilizado como gargarejo para dores de garganta, etc. O sumo de limão é também um bactericida muito eficaz. É também um bom antiperiódico e tem sido utilizado como substituto do quinino no tratamento da malária e de outras febres. Embora o fruto seja muito ácido, uma vez ingerido tem um efeito alcalinizante no corpo. Este facto torna-o útil no tratamento de doenças reumáticas. A casca do fruto maduro é carminativa e estomacal. O óleo essencial da casca do fruto é fortemente rubefaciente e quando tomado internamente em pequenas doses tem propriedades estimulantes e carminativas. A casca do caule é amarga, estomacal e tónica. Um óleo essencial da casca do fruto é utilizado em aromaterapia. A sua palavra-chave é "refrescante". As espécies de citrinos contêm uma vasta gama de ingredientes activos e a investigação ainda está em curso para encontrar utilizações para os mesmos. São ricos em vitamina C, bioflavonóides, ácidos e óleos voláteis. Contêm também cumarinas, como o bergapten, que sensibiliza a pele à luz solar. O bergapten é por vezes adicionado a preparações de bronzeamento, uma vez que promove a pigmentação da pele, embora possa causar dermatites ou reacções alérgicas em algumas pessoas. Algumas das aplicações mais recentes da planta são como fontes de anti-oxidantes e esfoliantes químicos em cosméticos especializados. Os bioflavonóides presentes no fruto ajudam a fortalecer o revestimento interno dos vasos sanguíneos, especialmente das veias e capilares, e ajudam a combater as varizes e os hematomas fáceis. Baixo potencial de sensibilização através do contacto da pele com o óleo volátil.

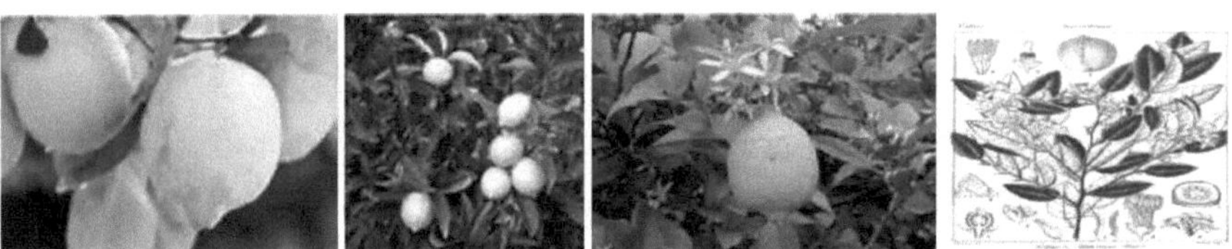

Citrus sinensis: O Citrus sinensis é uma árvore perene que cresce até 9 m. As flores são hermafroditas (têm órgãos masculinos e femininos) e são polinizadas por insectos apomíticos. A planta é auto-fértil. Apto para: solos médios (argilosos) e pesados (argilosos) e prefere solos bem drenados. pH adequado: solos ácidos, neutros e básicos (alcalinos) e pode desenvolver-se em solos muito ácidos e muito alcalinos. Não pode crescer à sombra. Prefere solos húmidos. As espécies de citrinos contêm uma grande variedade de ingredientes activos e a investigação ainda está em curso para encontrar utilizações para os mesmos. São ricos em vitamina C, flavonóides, ácidos e óleos voláteis. Contêm também cumarinas, como o bergapten, que sensibiliza a pele à luz solar. O bergapten é por vezes adicionado a preparações de bronzeamento, uma vez que promove a pigmentação da pele, embora possa causar dermatites ou reacções alérgicas em algumas pessoas. Algumas das aplicações mais recentes da planta são como fonte de anti-oxidantes e esfoliantes químicos em cosméticos especializados. O fruto é um aperitivo e um purificador do sangue. É utilizado para aliviar a sede em pessoas com febre e também para tratar catarros. O sumo do fruto é útil no tratamento das afecções biliosas e da diarreia biliosa. A casca do fruto é carminativa e tónica. A casca fresca é esfregada no rosto para curar o acne. A casca seca é utilizada no tratamento da anorexia, constipações, tosse, etc.

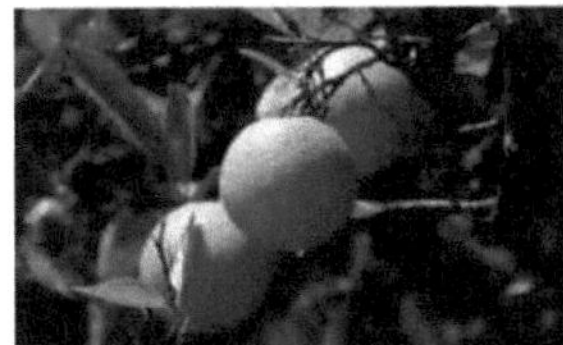 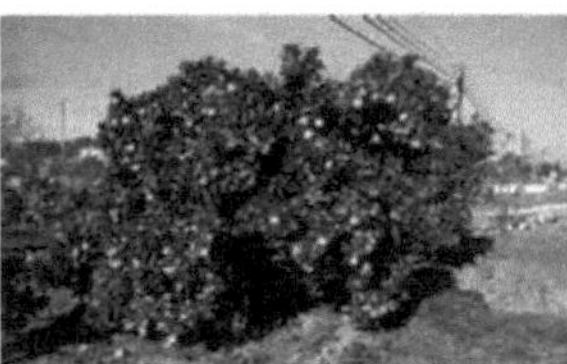 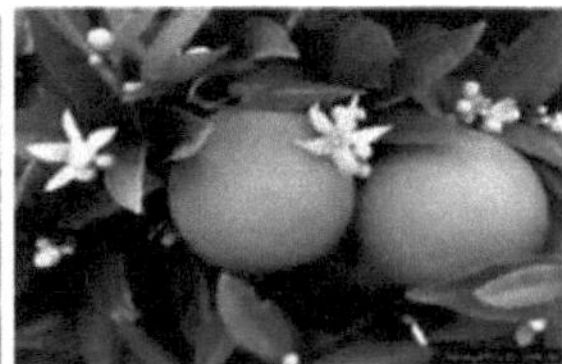

Tamarix gallica: A Tamarix gallica é um arbusto de folha caduca que cresce até 6 m por 4 m a uma taxa média. As flores são hermafroditas (têm órgãos masculinos e femininos) e são polinizadas por abelhas. É conhecido por atrair a vida selvagem. Adequado para: solos ligeiros (arenosos), médios (argilosos) e pesados (argilosos), prefere solos bem drenados e pode crescer em solos argilosos pesados. pH adequado: solos ácidos, neutros e básicos (alcalinos) e pode desenvolver-se em solos muito alcalinos e salinos. Não pode crescer à sombra. Prefere os solos secos ou húmidos. A planta tolera a exposição marítima. Os ramos e as folhas são adstringentes e diuréticos. Aplica-se uma compressa externa nas feridas para estancar a hemorragia. O maná produzido na planta é detergente, expetorante e laxante. As galhas produzidas na planta em consequência de danos causados por insectos são adstringentes. São utilizadas no tratamento da diarreia e da disenteria.

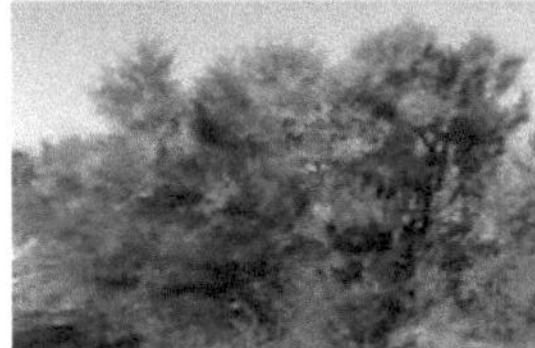
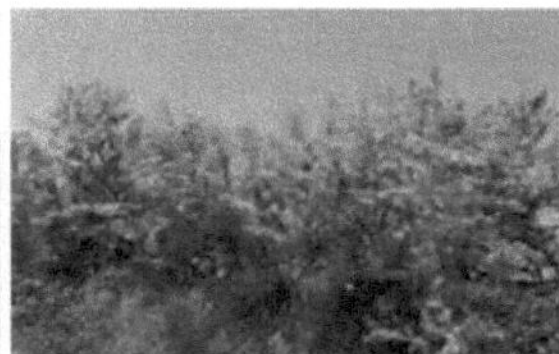
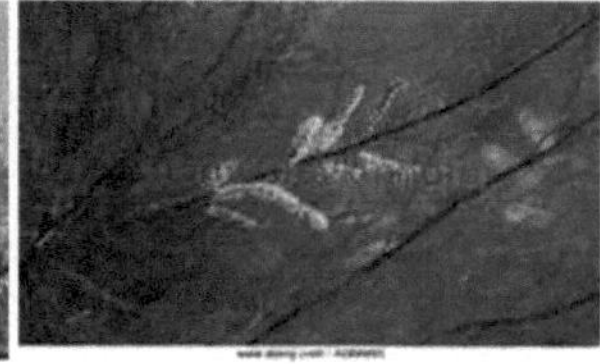

Anethum graveolens: O Anethum graveolens é uma planta ANUAL que cresce até 0,8 m por 0,2 m a um ritmo médio. As flores são hermafroditas (têm órgãos masculinos e femininos) e são polinizadas por abelhas. A planta é auto-fértil. É conhecida por atrair a vida selvagem. Adequado para: solos ligeiros (arenosos) e médios (argilosos) e prefere solos bem drenados. pH adequado: solos ácidos, neutros e básicos (alcalinos). Não pode crescer à sombra. Prefere o solo húmido. O endro tem uma longa história de utilização de ervas que remonta a mais de 2.000 anos. As sementes são um remédio caseiro comum e muito eficaz para uma grande variedade de problemas digestivos. Uma infusão é especialmente eficaz no tratamento de gripe em bebés e flatulência em crianças pequenas. A semente é aromática, carminativa, ligeiramente diurética, galactogoga, estimulante e estomacal. É também utilizada sob a forma de óleo essencial extraído. Utilizado em infusão ou comendo a semente inteira, o óleo essencial da semente alivia os espasmos intestinais e as gripes, ajudando a acalmar as cólicas. Mastigar a semente melhora o mau hálito. O endro é também uma adição útil aos remédios para a tosse, constipação e gripe, podendo ser utilizado com antiespasmódicos como o Viburnum opulus para aliviar as dores menstruais. O endro também ajuda a aumentar o fluxo de leite nas mães que amamentam e é depois absorvido pelo bebé no leite para ajudar a prevenir as cólicas. Diz-se que o endro contém o alegado "psicotrofo" miristicina. Há também relatos de que o endro pode causar fotossensibilidade e/ou dermatite em algumas pessoas. Evitar o óleo de aneto durante a gravidez.

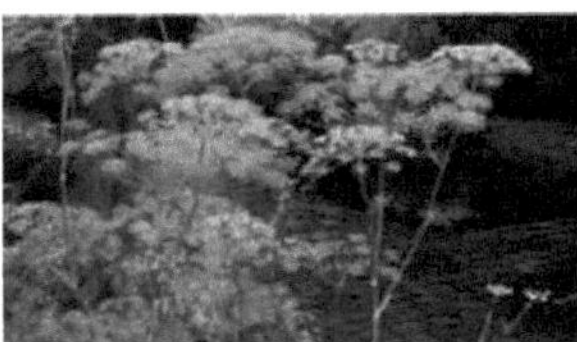
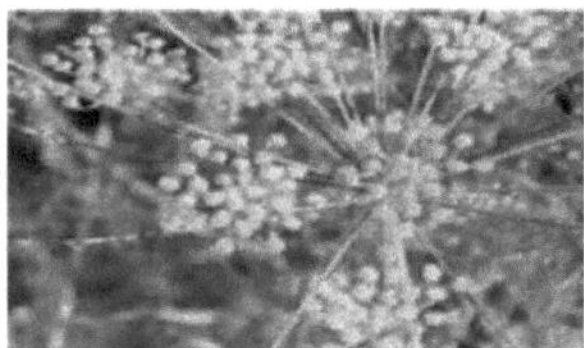
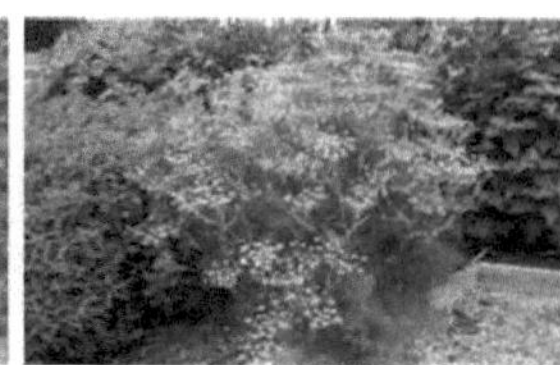

Apium graveolens**:** A Apium graveolens é uma BIENAL que cresce até 0,6 m por 0,3 m. As flores são hermafroditas (têm órgãos masculinos e femininos) e são polinizadas por moscas, autofecundadas. A planta é auto-fértil. Apto para: solos ligeiros (arenosos), médios (argilosos) e pesados (argilosos). pH adequado: solos ácidos, neutros e básicos (alcalinos) e pode crescer em solos salinos. Pode desenvolver-se à meia sombra (bosque ligeiro). Prefere solos húmidos. O aipo selvagem tem uma longa história de utilização medicinal e alimentar. É uma erva tónica amarga aromática que reduz a pressão arterial, alivia a indigestão, estimula o útero e é anti-inflamatória. As sementes maduras, a erva e a raiz são aperientes, carminativas, diuréticas, emenagogas, galactogogas, nervosas, estimulantes e tónicas. Diz-se que o aipo selvagem é útil em casos de histeria, promovendo o repouso e o sono e difundindo através do sistema uma influência suave e sustentadora. Esta erva não deve ser receitada a mulheres grávidas. As sementes compradas para cultivo são frequentemente tratadas com um fungicida, pelo que não devem ser utilizadas para fins medicinais. A raiz é colhida no outono e pode ser utilizada fresca ou seca. A planta inteira é colhida quando frutifica e é geralmente liquidificada para extrair o sumo. As sementes são colhidas quando amadurecem e são secas para utilização posterior. Um óleo essencial obtido da planta tem um efeito calmante sobre o sistema nervoso central. Alguns dos seus constituintes têm acções antiespasmódicas, sedativas e anticonvulsivas. Foi demonstrada a sua utilidade no tratamento da tensão arterial elevada. É feito um remédio homeopático a partir desta erva. É utilizado no tratamento do reumatismo e dos problemas renais. Se a planta estiver infetada com o fungo Sclerotinia sclerotiorum, o contacto da pele com a seiva pode causar dermatite em pessoas sensíveis. É mais provável que isto aconteça aos caucasianos. As reacções alérgicas incluem anafilaxia em indivíduos sensíveis. Alergenicidade cruzada entre o aipo, o pepino, a cenoura, a melancia e possivelmente as maçãs. Evitar durante a gravidez, uma vez que foi registada atividade emenagoga, abortiva e estimulante uterina.

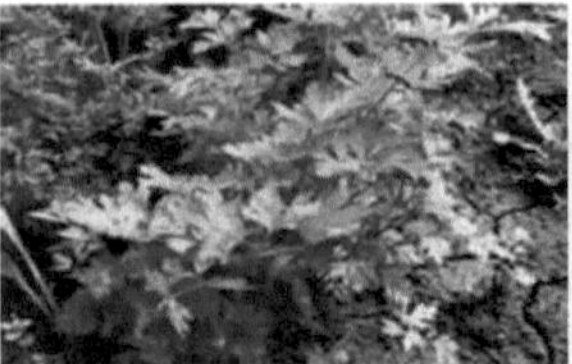 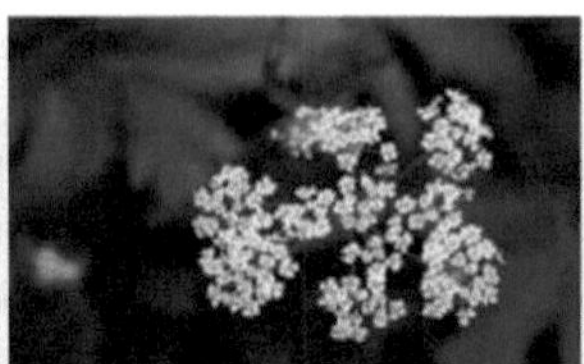 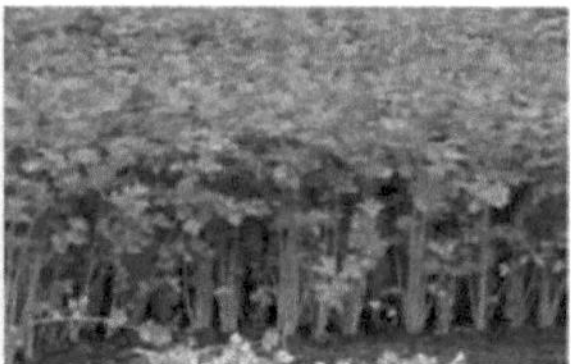

Carum carvi: O Carum carvi é uma BIENAL que cresce até 0,6 m por 0,3 m. Não é sensível à geada. As flores são hermafroditas (têm órgãos masculinos e femininos) e são polinizadas por abelhas. A planta é auto-fértil. Adequado para: solos ligeiros (arenosos), médios (argilosos) e pesados (argilosos) e prefere solos bem drenados. pH adequado: solos ácidos, neutros e básicos (alcalinos). Pode crescer à meia-sombra (bosque ligeiro) ou sem sombra. Prefere solos húmidos. A alcaravia tem uma longa história de utilização como remédio caseiro, especialmente no tratamento de problemas digestivos, onde a sua ação antiespasmódica acalma o aparelho digestivo e a sua ação carminativa alivia o inchaço causado pelo vento e melhora o apetite. É frequentemente adicionada aos medicamentos laxantes para evitar as gripes. A semente é anti-séptica, antiespasmódica, aromática, carminativa, digestiva, emenagoga, expetorante, galactogoga e estimulante. Pode ser mastigada crua para o alívio quase imediato da indigestão e também pode ser transformada em infusões. A semente é também utilizada no tratamento da bronquite e é um ingrediente dos remédios para a tosse, especialmente útil para as crianças. Diz-se também que a semente aumenta a produção de leite materno nas mães que amamentam. A semente é colhida quando está completamente madura, depois é seca e armazenada num local fresco e seco, ao abrigo da luz solar. O óleo essencial pode ser extraído da semente e tem propriedades semelhantes. Um chá feito com as sementes é um agradável estomacal e carminativo, tendo sido utilizado para tratar cólicas flatulentas. A semente é utilizada na medicina tibetana, onde é considerada como tendo um sabor acre e uma potência de aquecimento. É utilizada para tratar problemas de visão e perda de apetite. As monografias da Comissão E alemã, um guia terapêutico para a medicina herbácea, aprovam o Carum carvi para queixas dispépticas. Diz-se que o cominho contém o alegado "psicotrofo" miristicina. O seu consumo excessivo pode provocar lesões renais e hepáticas.

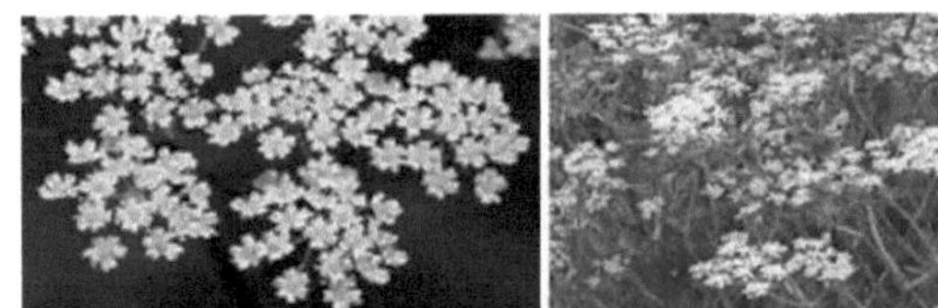
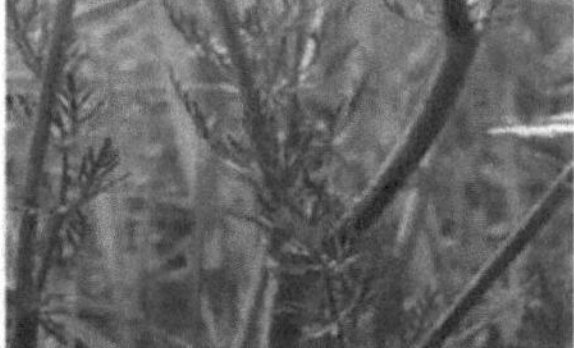

Coriandrum sativum: O Coriandrum sativum é uma planta ANUAL que cresce até 0,5 m por 0,3 m. Não é sensível à geada. As flores são hermafroditas (têm órgãos masculinos e femininos) e são polinizadas por insectos. A planta é auto-fértil. É conhecida por atrair a vida selvagem. Adequado para: solos ligeiros (arenosos) e médios (argilosos) e prefere solos bem drenados. pH adequado: solos ácidos, neutros e básicos (alcalinos) e pode desenvolver-se em solos muito alcalinos. Pode crescer à meia-sombra (bosque ligeiro) ou sem sombra. Prefere solos secos ou húmidos. Os coentros são um remédio doméstico muito utilizado, valorizado sobretudo pelo seu efeito no aparelho digestivo, tratando a flatulência, a diarreia e as cólicas. Acalma os espasmos do intestino e combate os efeitos da tensão nervosa. A semente é aromática, carminativa, expetorante, narcótica, estimulante e estomacal. É mais frequentemente utilizada com purgativos activos para disfarçar o seu sabor e combater a sua tendência para causar gripe. A semente crua é mastigada para estimular o fluxo de sucos gástricos e para curar o mau hálito e adoça o hálito após a ingestão de alho. Aconselha-se, no entanto, alguma precaução, porque se forem usadas demasiado livremente as sementes tornam-se narcóticas. Externamente, as sementes têm sido utilizadas como loção ou foram esmagadas e utilizadas como cataplasma para tratar dores reumáticas. O óleo essencial é utilizado em aromaterapia. A sua palavra-chave é "estimulante do apetite". As monografias da Comissão E alemã, um guia terapêutico de fitoterapia, aprovam o Coriandrum sativum (Coentros - Dhania) para a dispepsia, perda de apetite. A planta pode ter um efeito narcótico se for consumida em quantidades muito grandes. Os coentros em pó e o óleo podem causar reacções alérgicas e fotossensibilidade. Utilizar os coentros secos com moderação se sofrer de asma brônquica e bronquite crónica.

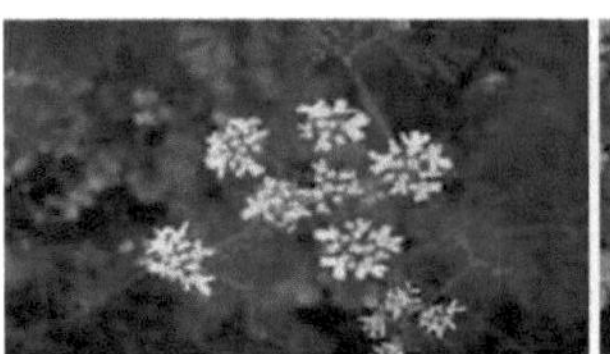 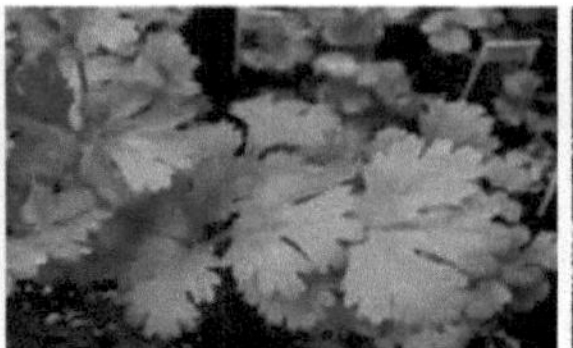 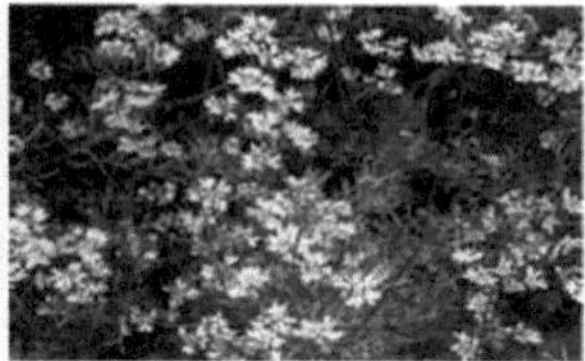

Daucus carota: A Daucus carota é uma BIENAL que cresce até 0,6 m por 0,3 m a um ritmo médio. Não é sensível à geada. As flores são hermafroditas (têm órgãos masculinos e femininos) e são polinizadas por moscas e escaravelhos. A planta é auto-fértil. É conhecida por atrair a vida selvagem. Adequado para: solos ligeiros (arenosos), médios (argilosos) e pesados (argilosos) e prefere solos bem drenados. pH adequado: solos ácidos, neutros e básicos (alcalinos). Não pode crescer à sombra. Prefere os solos húmidos. A planta tolera a exposição marítima. A cenoura selvagem é uma erva aromática que actua como diurético, acalma o aparelho digestivo e estimula o útero. Medicamento maravilhosamente depurativo, apoia o fígado, estimula o fluxo de urina e a eliminação dos resíduos pelos rins. A planta inteira é anti-helmíntica, carminativa, desobstruente, diurética, galactogoga, oftálmica e estimulante. Uma infusão é utilizada no tratamento de várias doenças, incluindo perturbações digestivas, doenças dos rins e da bexiga e no tratamento da hidropisia. Uma infusão das folhas tem sido usada para combater a cistite e a formação de pedras nos rins, e para diminuir as pedras que já se formaram. As folhas de cenoura contêm quantidades significativas de porfirinas, que estimulam a glândula pituitária e levam à libertação de níveis mais elevados de hormonas sexuais. A planta é colhida em julho e seca para uso posterior. Uma infusão de água morna das flores tem sido utilizada no tratamento da diabetes. A raiz crua ralada, especialmente das formas cultivadas, é utilizada como remédio para vermes. A raiz também é utilizada para estimular o atraso da menstruação. A raiz da planta selvagem pode induzir contracções uterinas, pelo que não deve ser utilizada por mulheres grávidas. Um chá feito com as raízes é diurético e tem sido utilizado no tratamento de cálculos urinários. As sementes são diuréticas, carminativas, emenagogas e anti-helmínticas. Uma infusão é utilizada no tratamento de edemas, indigestão flatulenta e problemas menstruais. A semente é um contracetivo tradicional para o "dia seguinte" e existem algumas provas que confirmam esta crença. É necessária uma investigação mais aprofundada. As sementes de cenoura podem ser abortivas, pelo que não devem ser utilizadas por mulheres grávidas. As cenouras provocam por vezes reacções alérgicas em algumas pessoas. O contacto da pele com a seiva pode causar fotossensibilidade e/ou dermatite em algumas pessoas. Foi relatado que a Daucus contém acetona, asarona, colina, etanol, ácido fórmico, HCN, ácido isobutírico, limoneno, ácido málico, maltose, ácido oxálico, ácido palmítico, pirrolidina e ácido químico. Buchanan (J. Food Safety 1: 275, 1979) analisou a investigação sobre a miristicina, que se encontra na noz-moscada, maça, pimenta preta, sementes de cenoura, sementes de aipo e salsa, e observou que foram estudadas as propriedades psicoactivas e alucinogénias da maça, da noz-moscada e da miristicina purificada. Foi levantada a hipótese de que a miristicina e a elemicina podem ser facilmente modificadas no organismo para anfetaminas. O manuseamento da folhagem da cenoura, especialmente a folhagem húmida, pode causar irritação e vesiculação. As pessoas fotossensíveis podem obter uma reprodução exacta da folha na pele, colocando a folha na pele durante algum tempo e expondo-a ao sol.

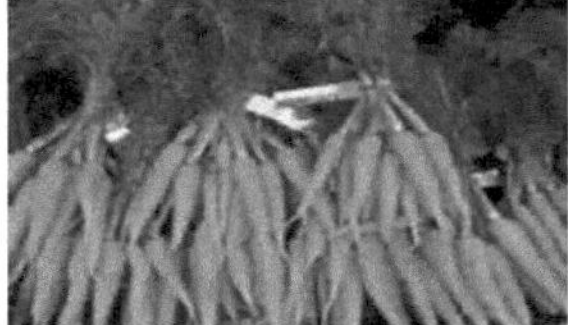
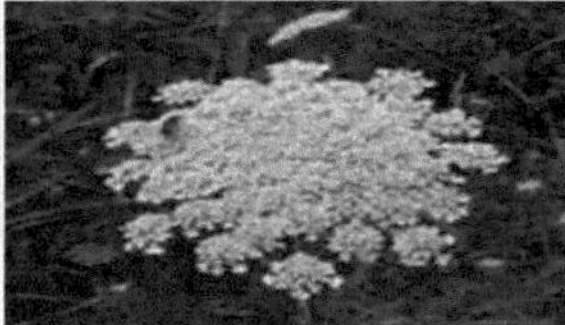
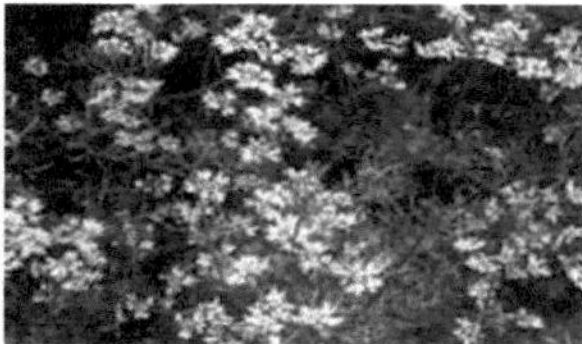

Foeniculum vulgare: foeniculum vulgare é uma PERENILHA perene que cresce até 1,5 m por 1 m. Não é sensível à geada. As flores são hermafroditas (têm órgãos masculinos e femininos) e são polinizadas por insectos. A planta é auto-fértil. É conhecida por atrair a vida selvagem. Adequado para: solos ligeiros (arenosos), médios (argilosos) e pesados (argilosos) e prefere solos bem drenados. pH adequado: solos ácidos, neutros e básicos (alcalinos). Não pode crescer à sombra. Prefere solos secos ou húmidos e tolera a seca. A planta tolera ventos fortes, mas não a exposição marítima. O funcho tem uma longa história de uso de ervas e é um remédio caseiro comum, sendo útil no tratamento de uma variedade de queixas, especialmente as do sistema digestivo. Podem ser utilizadas as sementes, as folhas e as raízes, mas as sementes são mais activas do ponto de vista medicinal e são a parte normalmente utilizada. É frequentemente extraído um óleo essencial da semente completamente madura e seca para uso medicinal, embora não deva ser administrado a mulheres grávidas. A planta é analgésica, anti-inflamatória, antiespasmódica, aromática, carminativa, diurética, emenagoga, expetorante, galactogoga, alucinogénica, laxante, estimulante e estomacal. Uma infusão é utilizada no tratamento de indigestão, distensão abdominal, dores de estômago, etc. Ajuda no tratamento de cálculos renais e, quando combinada com um desinfetante urinário como a Arctostaphylos uva-ursi, constitui um tratamento eficaz para a cistite. Pode também ser utilizado como gargarejo para dores de garganta e como colírio para dores de olhos e conjuntivite. O funcho é muitas vezes adicionado aos purgantes para aliviar a sua tendência para causar gripe e também para melhorar o sabor. Uma infusão das sementes é uma cura segura e eficaz para o vento nos bebés. Uma infusão da raiz é usada para tratar distúrbios urinários. Um óleo essencial obtido a partir da semente é utilizado em aromaterapia. A sua palavra-chave é "normalizante". O óleo essencial é bactericida, carminativo e estimulante. Aconselha-se alguma prudência, ver notas acima sobre a toxicidade. As monografias da Comissão E alemã, um guia terapêutico para a medicina herbácea, aprovam o Foeniculum vulgare para a tosse, a bronquite e as queixas dispépticas. O contacto da pele com a seiva ou o óleo essencial pode provocar fotossensibilidade e/ou dermatite em algumas pessoas. A ingestão do óleo pode provocar vómitos, convulsões e edema pulmonar. Evitar para crianças pequenas. Evitar em caso de cirrose/perturbações hepáticas. Os diabéticos devem controlar o teor de açúcar da preparação.

Ferula gummosa**:** A Ferula gummosa é uma planta PERENAL que cresce até 1 m. As flores são hermafroditas (têm órgãos masculinos e femininos) e são polinizadas por moscas. A planta é auto-fértil. Apto para: solos ligeiros (arenosos), médios (argilosos) e pesados (argilosos) e prefere solos bem drenados. pH adequado: solos ácidos, neutros e básicos (alcalinos). Não pode crescer à sombra. Prefere solos secos ou húmidos. Toda a planta, mas sobretudo a raiz, contém a goma-resina "gálbano". Esta é antiespasmódica, carminativa, expetorante e estimulante. É utilizada internamente no tratamento da bronquite crónica, da asma e de outras afecções do peito. É um estimulante digestivo e antiespasmódico, reduzindo a flatulência, as dores de aperto e as cólicas. Externamente é utilizado como emplastro para inchaços inflamatórios, úlceras, furúnculos, feridas e afecções cutâneas.

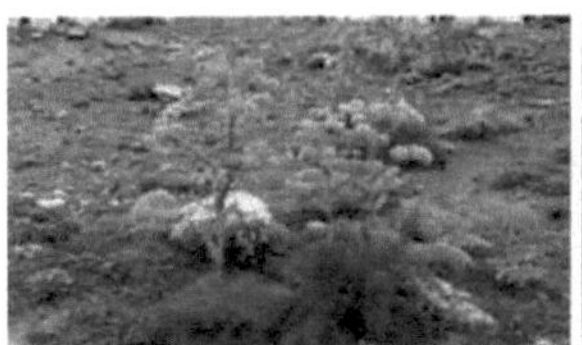 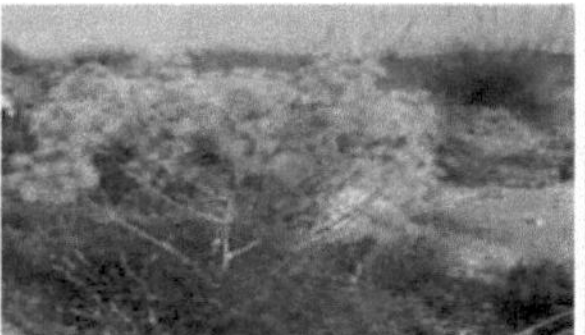 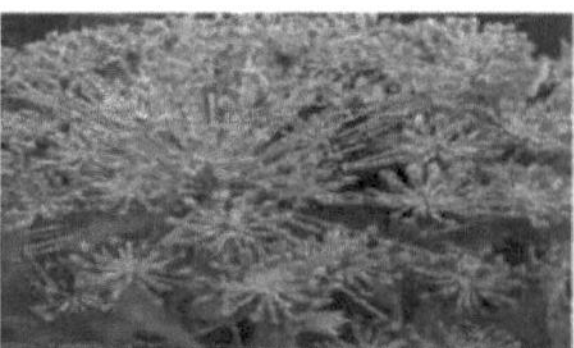

Heracleum persicum: O Heracleum persicum é uma PERENILHA que cresce até 2 m. Tem muitos caules, com pelo eriçado, desde a base castanho-avermelhado, até 50 mm de espessura, oco, articulações com septos. Cheira a anis. A flor é uma corola regular (as corolas exteriores são ligeiramente zigomórficas e maiores), branca, com 15-30 mm de largura; pétalas 5, profundamente dentadas. Sépalas atrofiadas. Estames 5. Pistilo com 2 carpelos fundidos, estilos 2. As brácteas das umbelas primárias caem cedo, as 10-18 bractéolas das umbelas secundárias não caem. As folhas são alternas, pedunculadas, com a base em forma de vagem. Lâmina mais comprida do que larga, com a parte inferior densamente peluda, glabra na parte superior, pinada, folíolos 5-7. Folhetos grandes, de lóbulos curtos e largos, com margens dentadas. Fruto: obovado, de 7-8 mm de comprimento, com duas partes, esquizocarpo ligeiramente estriado, com os oleocondutos apenas ligeiramente em forma de taco. Esta planta tem muitas propriedades medicinais e é utilizada para o tratamento de convulsões, inflamações e doenças fúngicas. Recentemente, os investigadores concluíram que esta planta tem potencial para novas aplicações terapêuticas no futuro. Os radicais livres são considerados como a principal causa de várias doenças perigosas como o coração, o fígado, a doença de Alzheimer, o cancro e as doenças de Parkinson. Esta planta pode ser utilizada como um supressor de radicais livres, uma vez que tem a capacidade de lutar contra eles. Como esta planta tem vários compostos úteis, tais como alcalóides, terpenóides e triterpenos, pode curar convulsões rapidamente. Tem também actividades antifúngicas, antimicrobianas e imunomoduladoras. Muitos membros deste género, incluindo muitas das subespécies desta espécie, contêm furanocumarinas. Estas têm propriedades carcinogénicas, mutagénicas e fototóxicas. O sumo da planta é tóxico e pode causar reacções cutâneas em áreas expostas (fitotoxicidade) quando exposto à luz solar. Normalmente, isto resulta em vermelhidão, comichão, picadas, eczema e, no pior dos casos, queimaduras graves (queimaduras de terceiro grau), uma vez que as toxinas tornam a pele sensível aos raios UV. Esta sensibilidade pode persistir até um ano após a exposição.

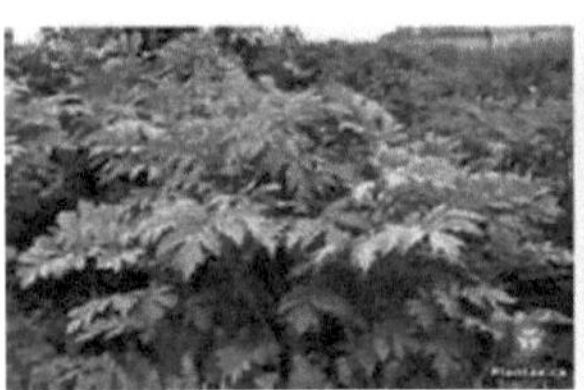 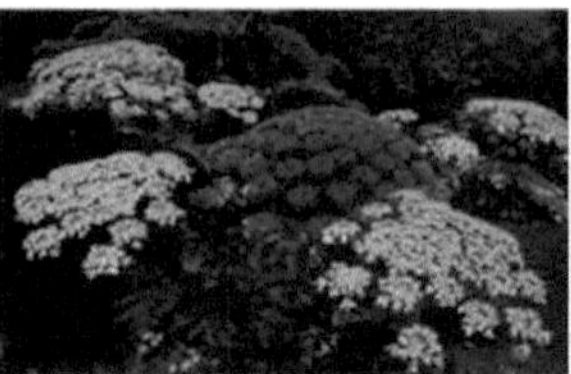 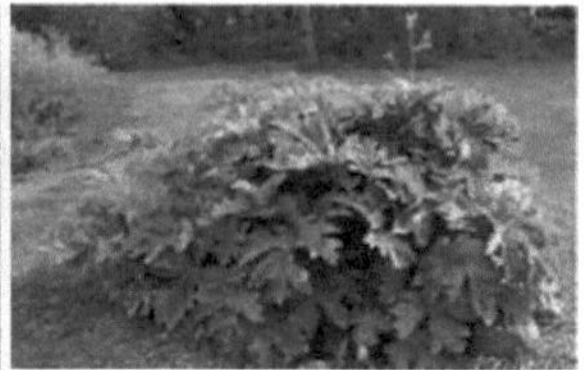

Petroselinum crispum**:** A Petroselinum crispum é uma BIENAL que cresce até 0,6 m por 0,3 m a um ritmo médio. Não é sensível à geada. As flores são hermafroditas (têm órgãos masculinos e femininos) e são polinizadas por insectos. A planta é auto-fértil. É conhecida por atrair a vida selvagem. Adequado para: solos ligeiros (arenosos), médios (argilosos) e pesados (argilosos) e prefere solos bem drenados. pH adequado: solos ácidos, neutros e básicos (alcalinos). Pode crescer à meia-sombra (bosque ligeiro) ou sem sombra. Prefere solos húmidos. A salsa é uma erva culinária e medicinal muito cultivada e frequentemente utilizada como medicamento doméstico. As folhas frescas são muito nutritivas e podem ser consideradas um suplemento natural de vitaminas e minerais por direito próprio. A principal utilização da planta é como diurético, sendo eficaz no tratamento de pedras no corpo, iterícia, hidropisia, cistite, etc. É também um bom desintoxicante, ajudando o corpo a livrar-se de toxinas através da urina e, portanto, ajudando no tratamento de uma ampla gama de doenças, como o reumatismo. A semente é uma erva segura em doses normais, mas em excesso pode ter efeitos tóxicos. A salsa não deve ser utilizada por mulheres grávidas, pois é usada para estimular o fluxo menstrual, podendo assim provocar um aborto espontâneo. Todas as partes da planta podem ser utilizadas para fins medicinais, sendo a raiz a parte mais frequentemente utilizada, embora as sementes tenham uma ação mais forte. A salsa é anticaspa, antiespasmódica, aperiente, carminativa, digestiva, diurética, emenagoga, expetorante, galactofuga, renal, estomacal e tónica. Uma infusão das raízes e das sementes é tomada após o parto para promover a lactação e ajudar a contrair o útero. A salsa é também um laxante suave e é útil no tratamento da anemia e dos convalescentes. Aconselha-se precaução na utilização interna desta erva, especialmente sob a forma de óleo essencial. Doses excessivas podem provocar lesões hepáticas e renais, inflamação dos nervos e hemorragias gastrointestinais. Não deve ser prescrita a mulheres grávidas ou a pessoas com doenças renais. Uma cataplasma das folhas tem sido aplicada externamente para acalmar mordeduras e picadas, e diz-se também que é útil no tratamento de tumores de natureza cancerígena. Tem sido utilizada para tratar infecções oculares, enquanto que um chumaço de algodão embebido no sumo alivia dores de dentes ou de ouvidos. Diz-se também que previne a queda de cabelo e faz desaparecer as sardas. Se as folhas forem mantidas perto dos seios de uma mãe que esteja a amamentar durante alguns dias, o fluxo de leite cessará. As monografias da Comissão E alemã, um guia terapêutico para a medicina herbácea, aprovam a Petroselinum crispum ou salsa para infecções do trato urinário, pedras nos rins e na bexiga. Diz-se que a salsa contém o alegado "psicotrofo" miristicina. O contacto excessivo com a planta pode provocar inflamações cutâneas. Embora seja perfeitamente segura para comer e nutritiva nas quantidades indicadas nas receitas, a salsa é tóxica em excesso, especialmente quando utilizada como óleo essencial. Evitar em caso de edema, pois pode provocar retenção de sódio e de água. Evitar durante a gravidez, pois o fruto da salsa está associado a abortos. Evitar em caso de doença renal. Cuidado com medicamentos alopáticos, pois está associada à atividade da serotonina.

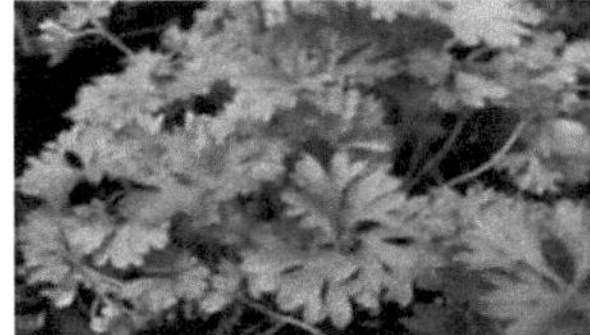
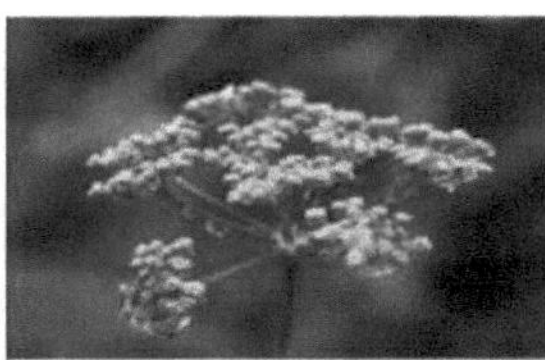
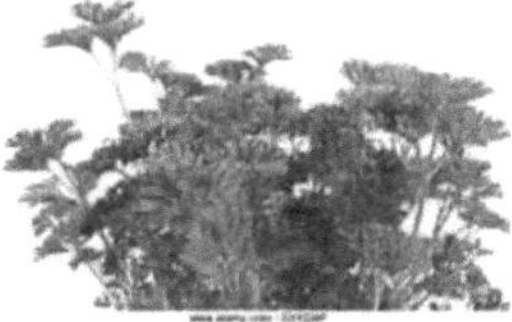

Pimpinella anisum: A Pimpinella anisum é uma planta ANUAL que cresce até 0,5 m por 0,2 m. As flores são hermafroditas (têm órgãos masculinos e femininos) e são polinizadas por insectos. A planta é auto-fértil. Adequado para: solos ligeiros (arenosos) e médios (argilosos) e prefere solos bem drenados. pH adequado: solos ácidos, neutros e básicos (alcalinos). Não pode crescer à sombra. Prefere os solos secos ou húmidos. O anis tem um delicioso sabor doce a alcaçuz e é um remédio herbal muito utilizado e muito seguro, adequado para todos os grupos etários, desde as crianças até aos idosos. No entanto, a sua utilização tem vindo a diminuir nos últimos anos com o aparecimento de substitutos mais baratos, como o Illicium verrum e as substâncias sintéticas. É um tónico particularmente útil para todo o sistema digestivo e os seus efeitos antiespasmódicos e expectorantes tornam-no útil no tratamento de vários problemas respiratórios. A parte utilizada é a semente, geralmente sob a forma de um óleo essencial extraído. O óleo essencial contém 70 a 90% de anetol, que tem um efeito estrogénico observado, enquanto a semente é também ligeiramente estrogénica.

Este efeito pode fundamentar a utilização da erva como estimulante do desejo sexual e da produção de leite materno. O óleo essencial não deve ser usado internamente, exceto sob supervisão profissional, e as sementes não devem ser usadas medicinalmente por mulheres grávidas, embora quantidades culinárias normais sejam bastante seguras. A semente é anti-séptica, antiespasmódica, aromática, carminativa, digestiva, expetorante, peitoral, estimulante, estomacal e tónica. É de grande valor quando tomada internamente no tratamento de asma, coqueluche, tosse e afecções peitorais, bem como de distúrbios digestivos como gases, inchaço, cólicas, náuseas e indigestão. Externamente é usado para tratar infestações de piolhos, sarna e como uma massagem no peito em casos de distúrbios brônquicos. Uma forte decocção das sementes pode ser aplicada externamente em seios inchados ou para estimular o fluxo de leite. As monografias da Comissão E alemã, um guia terapêutico para a medicina à base de plantas, aprovam a Pimpinella anisum para tosse e bronquite, febres e constipações, constipação comum, inflamação da boca e da faringe, dispepsia, perda de apetite. Contraindicado em doentes alérgicos ao anis e ao anetol. Raramente se observa sensibilização como efeito adverso.

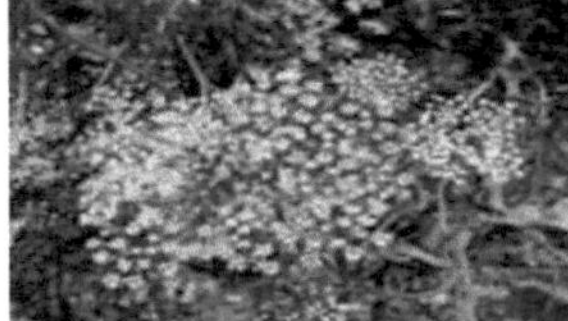 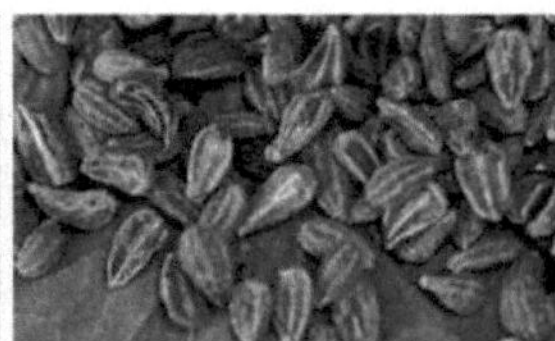 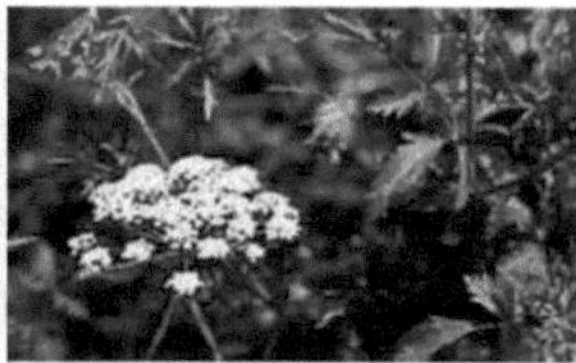

Viola odorata: A Viola odorata é uma PERENIL de folha perene que cresce rapidamente até 0,1 m por 0,5 m. Não é sensível às geadas. As flores são hermafroditas (têm órgãos masculinos e femininos) e são polinizadas por abelhas, Cleistogamous. A planta é auto-fértil. Apto para: solos ligeiros (arenosos), médios (argilosos) e pesados (argilosos) e prefere solos bem drenados. pH adequado: solos ácidos, neutros e básicos (alcalinos). Pode crescer à meia-sombra (bosque ligeiro) ou sem sombra. Prefere os solos húmidos. A violeta doce tem uma longa e comprovada história de utilização popular, especialmente no tratamento do cancro e da tosse convulsa. Contém igualmente ácido salicílico, que é utilizado no fabrico de aspirina. Por conseguinte, é eficaz no tratamento de dores de cabeça, enxaquecas e insónias. A planta inteira é anti-inflamatória, diaforética, diurética, emoliente, expetorante e laxante. É tomada internamente no tratamento de bronquite, catarro respiratório, tosse, asma e cancro da mama, dos pulmões ou do aparelho digestivo. Externamente, é utilizada para tratar infecções da boca e da garganta. A planta pode ser utilizada fresca ou colhida quando floresce e depois seca para ser utilizada mais tarde. As flores são demulcentes e emolientes. São utilizadas no tratamento da biliosidade e dos problemas pulmonares. As pétalas são transformadas num xarope e utilizadas no tratamento de afecções infantis. As raízes são um expetorante muito mais forte do que as outras partes da planta, mas também contêm o alcaloide violina que, em doses mais elevadas, é fortemente emético e purgativo. São colhidas no outono e secas para utilização posterior. As sementes são diuréticas e purgativas. Têm sido utilizadas no tratamento de problemas urinários e são consideradas como um bom remédio para o cascalho. Um remédio homeopático é feito a partir de toda a planta fresca. É considerado útil no tratamento da tosse espasmódica e do reumatismo do pulso. Um óleo essencial das flores é utilizado em aromaterapia para o tratamento de problemas brônquicos, cansaço e problemas de pele. Pode provocar vómitos. Possível efeito aditivo com laxantes.

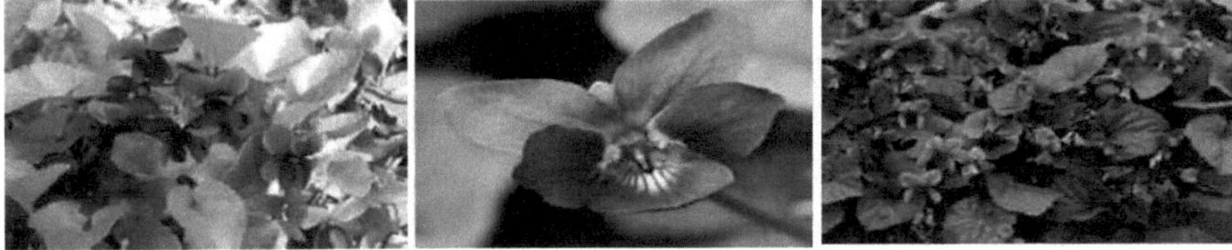

Vitis vinifera: A Vitis vinifera é uma planta de folha caduca que cresce rapidamente até aos 15 metros. Não é sensível à geada. As flores são hermafroditas (têm órgãos masculinos e femininos) e são polinizadas por insectos. Adequado para: solos ligeiros (arenosos), médios (argilosos) e pesados (argilosos) e prefere solos bem drenados. pH adequado: solos ácidos, neutros e básicos (alcalinos). Pode crescer à meia-sombra (bosque ligeiro) ou sem sombra. Prefere os solos secos ou húmidos. As uvas são um fruto nutritivo e ligeiramente laxante que pode ajudar o organismo em caso de doença, especialmente do trato gastrointestinal e do fígado. Como o teor de nutrientes das uvas é próximo do do plasma sanguíneo, os jejuns de uvas são recomendados para a desintoxicação. Analgésico. O fruto fresco é antilítico, construtivo, refrescante, diurético e fortificante. Um período de tempo com uma dieta baseada inteiramente no fruto é especialmente recomendado no tratamento de fígado torpe ou função biliar lenta. O fruto é igualmente útil no tratamento de varizes, hemorróidas e fragilidade capilar. O fruto seco é demulcente, refrescante, ligeiramente expetorante, laxante e estomacal.

Tem um efeito ligeiro no alívio da tosse. As folhas, especialmente as vermelhas, são anti-inflamatórias e adstringentes. Uma decocção é utilizada no tratamento de ameaças de aborto, hemorragias internas e externas, cólera, hidropisia, diarreia e náuseas. Também é utilizada como lavagem para úlceras na boca e como ducha para tratar o corrimento vaginal. As folhas de uva vermelha são igualmente úteis no tratamento de varizes, hemorróidas e fragilidade capilar. As folhas são colhidas no início do verão e utilizadas frescas ou secas. A semente é anti-inflamatória e adstringente. A seiva dos ramos jovens é diurética. É utilizado como remédio para as doenças de pele e é também um excelente creme para os olhos. As gavinhas são adstringentes e uma decocção é utilizada no tratamento da diarreia. A planta é utilizada nos remédios florais de Bach - as palavras-chave para a prescrever são "Dominante", "Inflexível" e "Ambicioso".

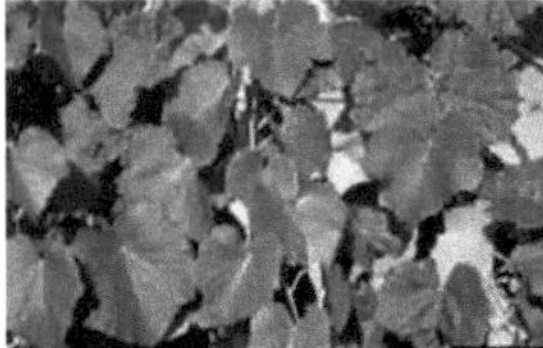
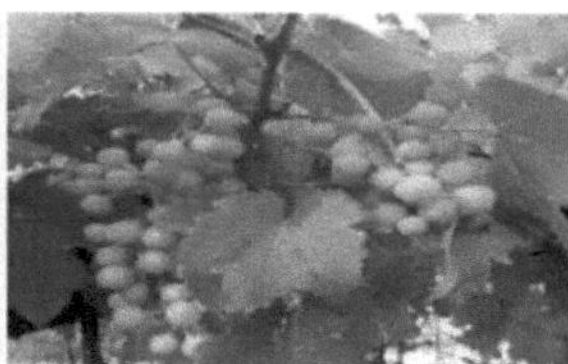
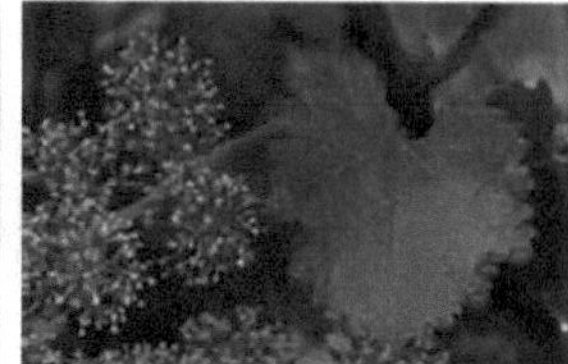

Peganum harmala**:** O Peganum harmala é uma planta PERENAL que cresce até 0,6 m por 0,5 m. As flores são hermafroditas (têm órgãos masculinos e femininos). Adequada para: solos ligeiros (arenosos) e médios (argilosos) e prefere solos bem drenados. pH adequado: solos ácidos, neutros e básicos (alcalinos) e pode desenvolver-se em solos salinos. Não pode crescer à sombra. Prefere solos secos ou húmidos. Alterações. O fruto e a semente são digestivos, diuréticos, alucinogénios, narcóticos e estimulantes uterinos. São tomados internamente no tratamento de problemas gástricos, distúrbios urinários e sexuais, epilepsia, problemas menstruais, doenças mentais e nervosas. A semente também tem sido usada como anti-helmíntico para livrar o corpo de ténias. Este remédio deve ser utilizado com precaução e de preferência sob a orientação de um médico qualificado, uma vez que doses excessivas provocam vómitos e alucinações. As sementes contêm a substância "harmina" que está a ser utilizada na investigação de doenças mentais, encefalite e inflamação do cérebro. Pequenas quantidades estimulam o cérebro e são consideradas terapêuticas, mas em excesso a harmina deprime o sistema nervoso central. Uma preparação bruta da semente é mais eficaz do que um extrato devido à presença de indóis relacionados. O consumo da semente em quantidade induz uma sensação de euforia e liberta as inibições. Foi utilizada no passado como uma droga da verdade. Diz-se que o óleo obtido da semente é afrodisíaco. Diz-se também que o óleo tem propriedades galactogogas, oftálmicas, soporíficas e vermífugas. A semente é utilizada externamente no tratamento de hemorróidas e calvície. A planta inteira é considerada abortiva, afrodisíaca, emenagoga e galactogoga. Uma decocção das folhas é utilizada no tratamento do reumatismo. A raiz tem sido usada como parasiticida para matar os piolhos do corpo. Também é usada internamente no tratamento de reumatismo e problemas nervosos. Utilizar com precaução. Embora a semente seja usada medicinalmente e como condimento, contém alcalóides alucinogénios e narcóticos. Quando ingerida em excesso, provoca alucinações e vómitos.

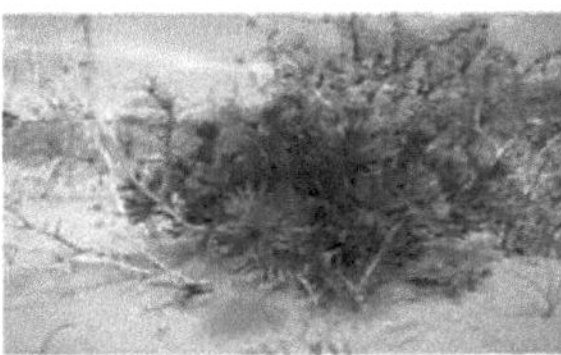
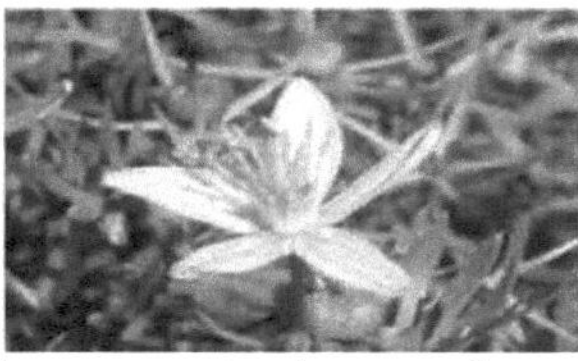
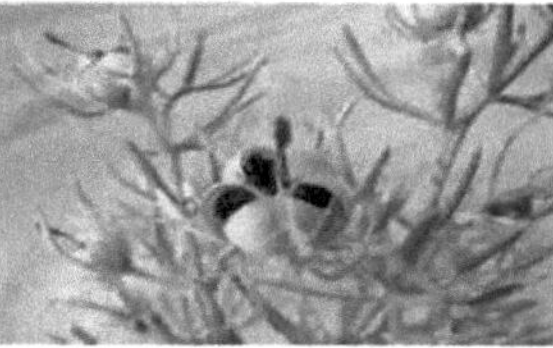

Tribulus terrestris: O Tribulus terrestris é uma planta ANUAL/BIENAL que cresce rapidamente até 0,6 m. É sensível à geada. As flores são hermafroditas (têm órgãos masculinos e femininos). Adaptado a: solos ligeiros (arenosos), médios (argilosos) e pesados (argilosos) e prefere solos bem drenados. pH adequado: solos ácidos, neutros e básicos (alcalinos). Não pode crescer à sombra. Prefere os solos secos ou húmidos. A planta tolera a exposição marítima. A semente é abortiva, alterativa, anti-helmíntica, afrodisíaca, adstringente, carminativa, demulcente, diurética, emenagoga, galactogoga, peitoral e tónica. Estimula a circulação sanguínea. Uma decocção é utilizada no tratamento da impotência masculina, emissões nocturnas, gonorreia e incontinência urinária. Também provou ser eficaz no tratamento de dores ao urinar, gota e doenças renais. A planta demonstrou uma atividade anticancerígena. As flores são utilizadas no tratamento da lepra. Os caules são utilizados no tratamento de doenças de pele escabiosas e da psoríase. Os frutos secos e misturados são utilizados no tratamento de congestão, gases, dores de cabeça, fígado, oftalmia e estomatite.

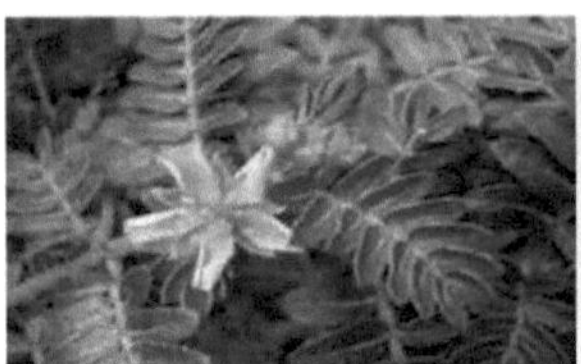
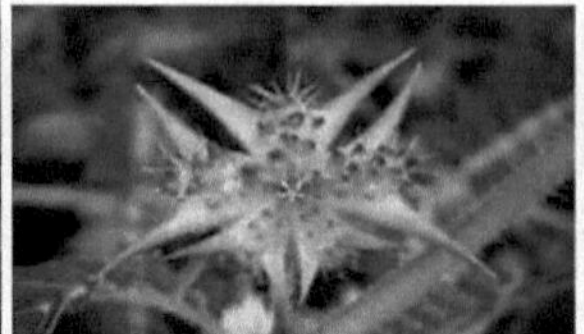
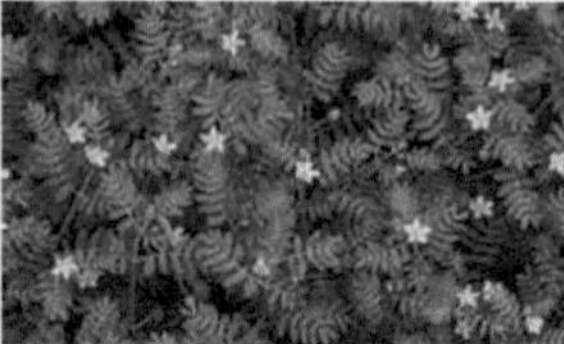

2-Espermatófitas **Divisão-Angiospérmicas Subdivisão-Dicotiledóneas Classe- Subdivisão Sympetalaes:**

Melissa officinalis: a melissa officinalis é uma PERENIL que cresce rapidamente até 0,7 m por 0,4 m. Não é sensível à geada. As flores são hermafroditas (têm órgãos masculinos e femininos) e são polinizadas por abelhas. É conhecida por atrair a vida selvagem. Adequado para: solos ligeiros (arenosos) e médios (argilosos) e prefere solos bem drenados. pH adequado: solos ácidos, neutros e básicos (alcalinos). Pode crescer à meia-sombra (bosque ligeiro) ou sem sombra. Prefere solos secos ou húmidos e pode tolerar a seca. A erva-cidreira é um remédio caseiro muito cultivado, com uma longa tradição como remédio tónico que levanta o ânimo e eleva o coração. A investigação moderna demonstrou que pode ajudar significativamente no tratamento de herpes labial. As folhas e os rebentos floridos jovens são antibacterianos, antiespasmódicos, antivirais, carminativos, diaforéticos, digestivos, emenagogos, febrífugos, sedativos e tónicos. Também actua como inibidor da atividade da tiroide. A infusão das folhas é utilizada no tratamento de febres e constipações, indigestão associada a tensão nervosa, excitabilidade e perturbações digestivas nas crianças, hipertiroidismo, depressão, insónias ligeiras, dores de cabeça, etc. Externamente, é utilizada para tratar herpes, feridas, gota, picadas de insectos e como repelente de insectos. A planta pode ser utilizada fresca ou seca. Para a secagem, deve ser colhida imediatamente antes ou depois da floração. O óleo essencial contém citral e citronela, que actuam para acalmar o sistema nervoso central e são fortemente antiespasmódicos. A planta contém igualmente polifenóis, que combatem nomeadamente o vírus do herpes simplex que provoca as feridas. O óleo essencial é utilizado em aromaterapia. A sua palavra-chave é "Aspectos femininos". É utilizado para relaxar e rejuvenescer, especialmente em casos de depressão e tensão nervosa. As monografias da Comissão E alemã, um guia terapêutico para a medicina herbácea, aprovam a Melissa officinalis para o nervosismo e as insónias. Pode causar irritação em concentrações elevadas. Evitar durante a gravidez. Cuidado com peles sensíveis.

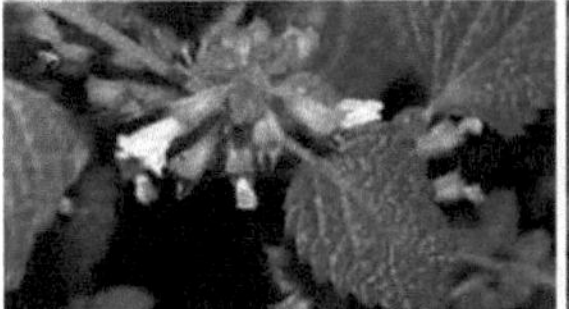
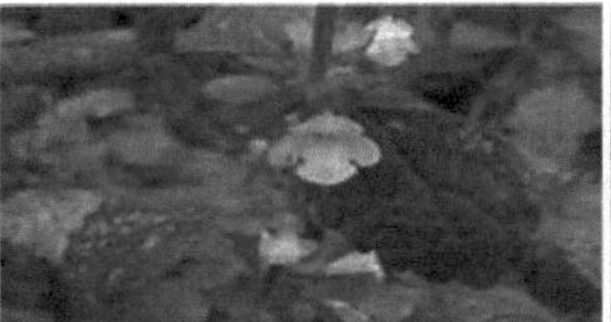
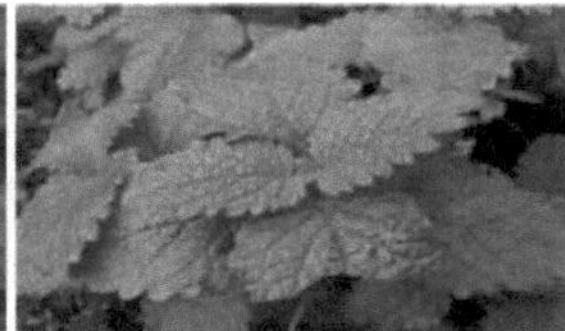

Mentha piperita: A Mentha piperita é uma planta PERENAL que cresce até 1 m por 0,5 m. Não é sensível à geada. As flores são hermafroditas (têm órgãos masculinos e femininos) e são polinizadas por insectos. É conhecida por atrair a vida selvagem. Adequado para: solos ligeiros (arenosos), médios (argilosos) e pesados (argilosos) e pode crescer em solos argilosos pesados. pH adequado: solos ácidos, neutros e básicos (alcalinos). Pode desenvolver-se à meia-sombra (bosque ligeiro) ou sem sombra. Prefere solos húmidos. A hortelã-pimenta branca é um remédio muito importante e muito utilizado, sendo empregue tanto por médicos alopatas como por ervanários. É também muito utilizada como remédio doméstico. Esta cultivar é considerada de ação mais suave do que a hortelã-pimenta preta (Mentha x piperita vulgaris). Um chá feito com as folhas tem sido tradicionalmente utilizado no tratamento de febres, dores de cabeça, distúrbios digestivos (especialmente flatulência) e várias doenças menores. A erva é abortiva, anódina, anti-séptica, antiespasmódica, carminativa, colagoga, diaforética, refrigerante, estomacal, tónica e vasodilatadora. Uma infusão é utilizada no tratamento da síndrome do intestino irritável, problemas digestivos, cólon espástico, etc. Externamente aplica-se uma loção na pele para aliviar a dor e reduzir a sensibilidade. As folhas e os caules podem ser utilizados frescos ou secos. São colhidos para secagem em agosto, quando as flores começam a abrir. O óleo essencial das folhas é anti-sético e fortemente antibacteriano, embora seja tóxico em grandes doses. Quando diluído, pode ser utilizado como inalante e como compressa torácica para infecções respiratórias. O óleo essencial é utilizado em aromaterapia. A sua palavra-chave é "refrescante". Em grandes quantidades, esta planta, especialmente sob a forma de óleo essencial extraído, pode provocar abortos, pelo que não deve ser utilizada por mulheres grávidas.

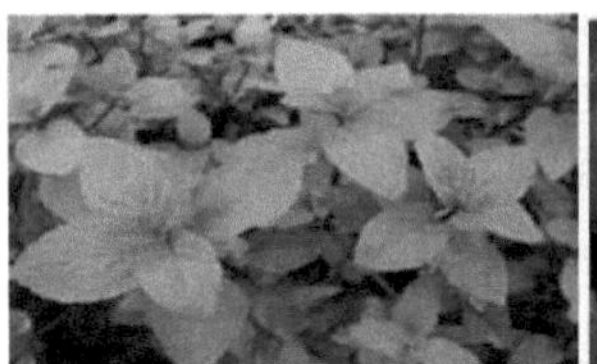 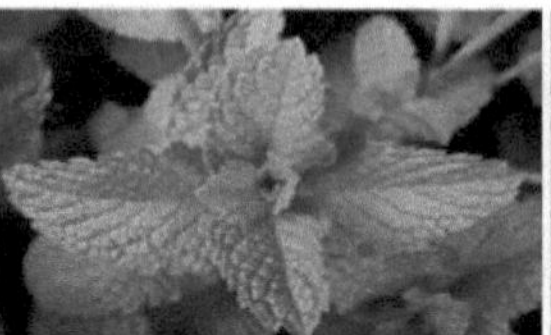 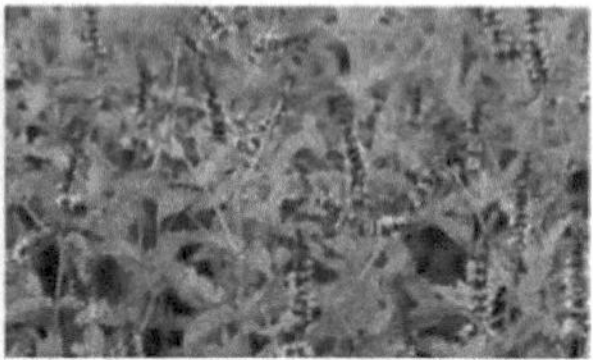

Mentha pulegium**:** A Mentha pulegium é uma planta PERENAL que cresce até 0,6 m por 0,4 m. Não é sensível à geada. As flores são hermafroditas (têm órgãos masculinos e femininos) e são polinizadas por abelhas. É conhecida por atrair a vida selvagem. Adequado para: solos ligeiros (arenosos), médios (argilosos) e pesados (argilosos) e pode crescer em solos argilosos pesados. pH adequado: solos ácidos, neutros e básicos (alcalinos). Pode desenvolver-se à meia-sombra (bosque ligeiro) ou sem sombra. Prefere os solos húmidos. O poejo é utilizado há séculos na medicina herbal. O seu principal valor é como tónico digestivo, aumentando a secreção dos sucos digestivos e aliviando a flatulência e as cólicas. O poejo também estimula poderosamente os músculos uterinos e estimula a menstruação, pelo que não deve ser receitado a mulheres grávidas, uma vez que pode provocar abortos, especialmente se for utilizado o óleo essencial. A erva é anti-séptica, antiespasmódica, carminativa, diaforética, emenagoga, sedativa e estimulante. Um chá feito com as folhas tem sido tradicionalmente utilizado no tratamento de febres, dores de cabeça, pequenas infecções respiratórias, distúrbios digestivos, problemas menstruais e várias doenças menores. Ocasionalmente, é utilizado como tratamento para vermes intestinais. Externamente, uma infusão é utilizada para tratar comichão e formigueiro, doenças inflamadas da pele como o eczema e doenças reumáticas como a gota. As folhas são colhidas no verão, quando a planta floresce, e são secas para utilização posterior. O óleo essencial das folhas é anti-sético, embora seja tóxico em grandes doses. Em grandes quantidades, esta planta, especialmente sob a forma de óleo essencial extraído, pode provocar abortos, pelo que não deve ser utilizada por mulheres grávidas. A ingestão oral pode causar cólicas abdominais, febre, náuseas, vómitos, confusão, delírio, alucinações auditivas e visuais.

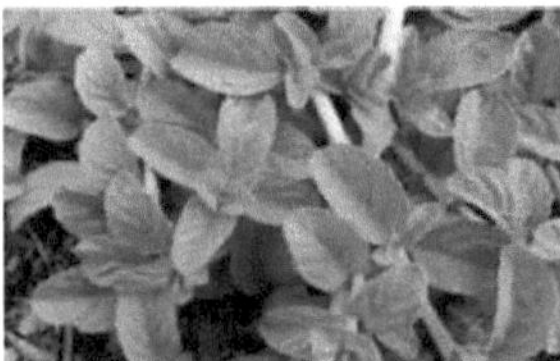 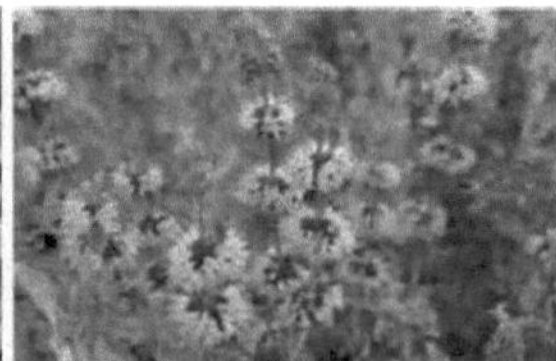 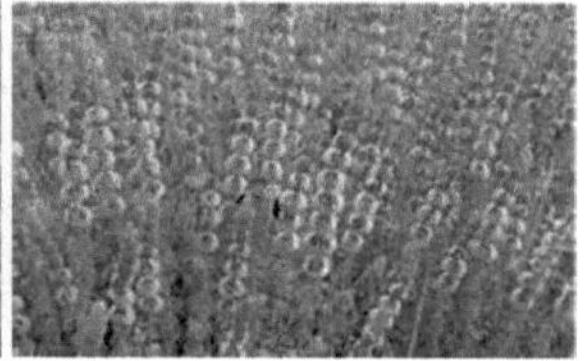

Ocimum basilicum: O Ocimum basilicum é uma PERENIL que cresce rapidamente até 0,5 m por 0,3 m. É sensível às geadas. As flores são hermafroditas (têm órgãos masculinos e femininos) e são polinizadas por abelhas. Adequado para: solos ligeiros (arenosos) e médios (argilosos) e prefere solos bem drenados. pH adequado: solos ácidos, neutros e básicos (alcalinos). Não pode crescer à sombra. Prefere o solo húmido. Folhas e flores - cruas ou cozinhadas. Utilizadas como aromatizantes ou como espinafres, são usadas especialmente em pratos de tomate, molhos para massas, feijão, pimentos e beringelas. As folhas são normalmente utilizadas frescas, mas também podem ser secas para serem utilizadas no inverno. Muito agradáveis nas saladas, as folhas têm um delicioso aroma a cravinho. Utilize as folhas com moderação nos cozinhados porque o calor concentra o sabor. Das folhas faz-se um chá refrescante. A semente pode ser consumida sozinha ou adicionada à massa de pão como aromatizante. Quando embebida em água, torna-se mucilaginosa e pode ser transformada numa bebida refrescante chamada "sherbet tokhum" no Mediterrâneo. Um óleo essencial obtido da planta é utilizado como aromatizante alimentar em mostardas, molhos, vinagres, etc. O manjericão contém estragol, um óleo essencial potencialmente cancerígeno e mutagénico. Não tomar durante a gravidez nem dar óleo de manjericão a bebés/crianças pequenas.

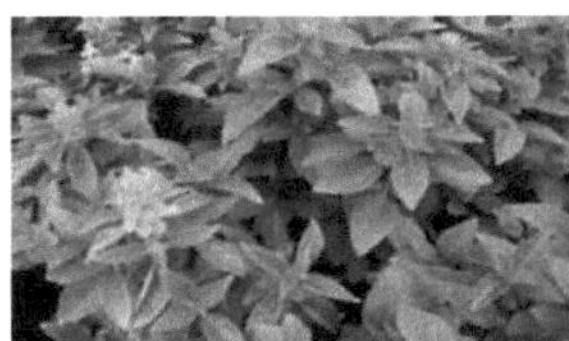 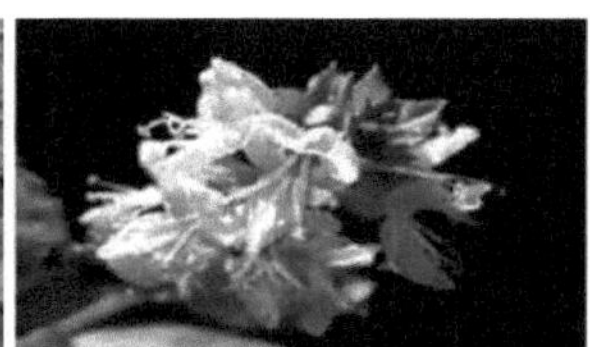 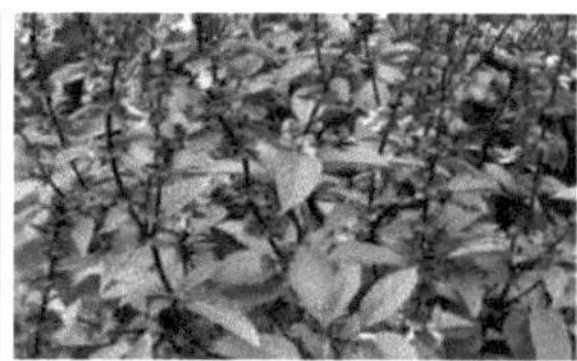

Satureja hortensis: A Satureja hortensis é uma planta ANUAL que cresce até 0,4 m. As flores são hermafroditas (têm órgãos masculinos e femininos) e são polinizadas por insectos. A planta é auto-fértil. É conhecida por atrair a vida selvagem. Apto para: solos ligeiros (arenosos) e médios (argilosos) e prefere solos bem drenados. pH adequado: solos ácidos, neutros e básicos (alcalinos) e pode desenvolver-se em solos muito alcalinos. Não pode crescer à sombra. Prefere solos secos ou húmidos e pode tolerar a seca. A segurelha de verão é mais frequentemente utilizada como erva culinária, mas tem também benefícios medicinais notáveis, especialmente em todo o sistema digestivo. A planta tem uma ação mais suave do que a segurelha de inverno, S. montana. Toda a erva, e especialmente os rebentos floridos, é anti-séptica, aromática, carminativa, digestiva, expetorante e estomacal. Tomada internamente, diz-se que é um remédio soberano para as cólicas e cura a flatulência, sendo também utilizada para tratar náuseas, diarreia, congestão brônquica, dores de garganta e perturbações menstruais. Não deve ser receitada a mulheres grávidas. Um ramo da planta, esfregado em picadas de abelha ou vespa, traz alívio imediato. A planta é colhida no verão quando está em flor e pode ser utilizada fresca ou seca. O óleo essencial constitui um ingrediente em loções para o couro cabeludo em casos de calvície incipiente. Uma pomada feita a partir da planta é utilizada externamente para aliviar as articulações artríticas.

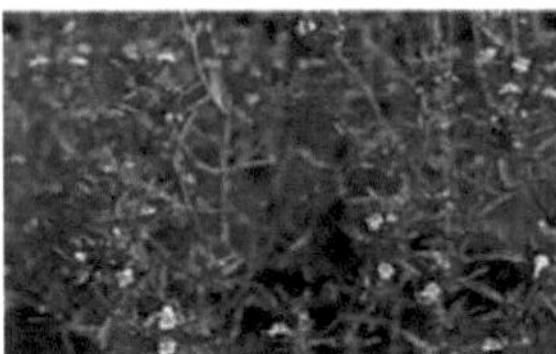 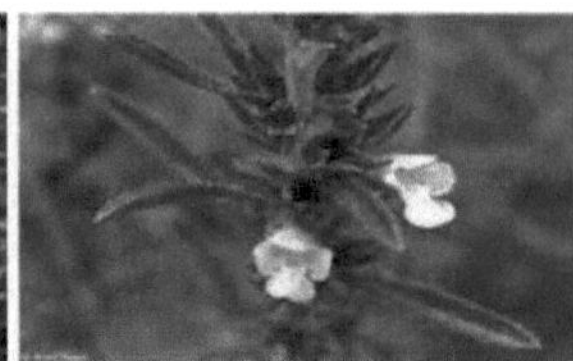 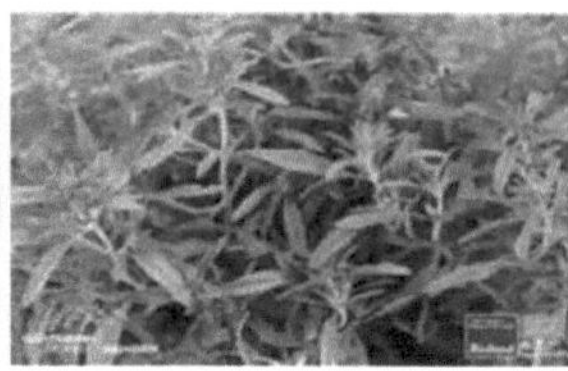

Plantago major: O Plantago major é uma planta PERENAL que cresce até 0,1 m a um ritmo médio. Não é sensível à geada. As flores são hermafroditas (têm órgãos masculinos e femininos) e são polinizadas pelo vento. A planta é auto-fértil. É conhecida por atrair a vida selvagem. Adequado para: solos ligeiros (arenosos), médios (argilosos) e pesados (argilosos) e prefere solos bem drenados. pH adequado: solos ácidos, neutros e básicos (alcalinos). Não pode crescer à sombra. Prefere os solos húmidos. A planta pode tolerar a exposição marítima. A banana-da-terra é um tratamento seguro e eficaz contra as hemorragias, pois estanca rapidamente a circulação sanguínea e favorece a reparação dos tecidos danificados. As folhas são adstringentes, demulcentes, desobstruentes, depurativas, diuréticas, expectorantes, hemostáticas e refrigerantes. Internamente, são utilizadas no tratamento de uma grande variedade de queixas, incluindo diarreia, gastrite, úlceras pépticas, síndrome do intestino irritável, hemorragia, hemorróidas, cistite, bronquite, catarro, sinusite, asma e febre dos fenos. São utilizadas externamente no tratamento de inflamações cutâneas, úlceras malignas, cortes, picadas, etc. As folhas aquecidas são utilizadas como compressa húmida para feridas, inchaços, etc. A raiz é um remédio para a mordedura de cascavéis, é usada em partes iguais com Marrubium vulgare. As sementes são utilizadas no tratamento de vermes parasitas. As sementes de banana-da-terra contêm até 30% de mucilagem que incha no intestino, actuando como um laxante em massa e acalmando as membranas irritadas. Por vezes, as cascas das sementes são utilizadas sem as sementes. Uma água destilada feita a partir da planta é uma excelente loção para os olhos. Doses elevadas podem provocar uma descida da tensão arterial e diarreia. Possível dermatite de contacto alérgica. Evitar em pacientes com obstrução intestinal ou desconforto abdominal.

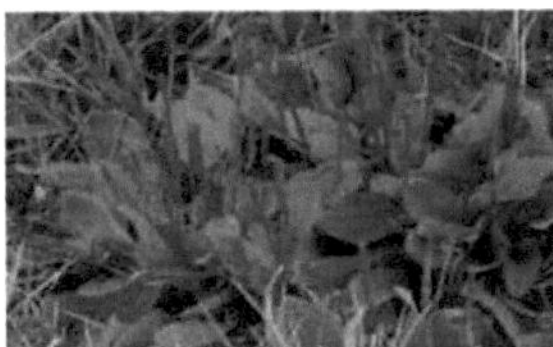
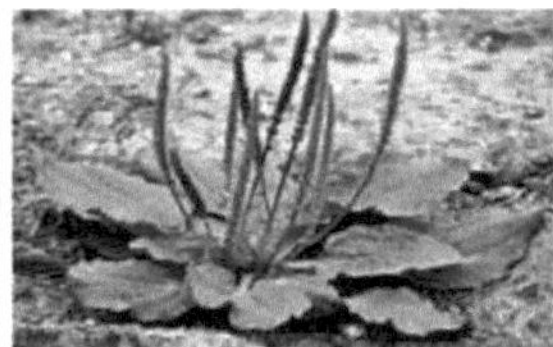
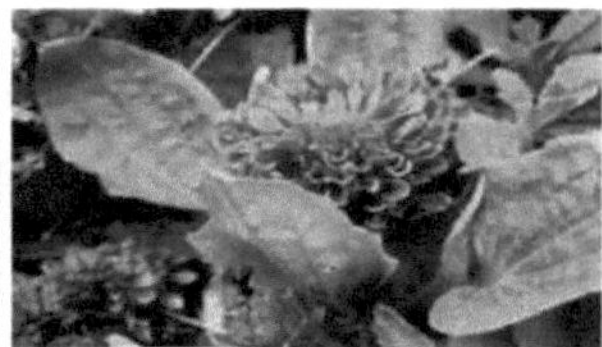

Plumbago europaea: Plumbago europaea é uma planta PERENAL que cresce até 1 m. As flores são hermafroditas (têm órgãos masculinos e femininos). Apto para: solos ligeiros (arenosos) e prefere solos bem drenados. pH adequado: solos ácidos, neutros e básicos (alcalinos). Não pode crescer à sombra. Prefere o solo seco ou húmido. Toda a planta, mas sobretudo a raiz, é acre, emética, odontalgésica, sialagoga e vesicante. A mastigação da raiz produz uma salivação abundante e diz-se que é benéfica no tratamento da dor de dentes.

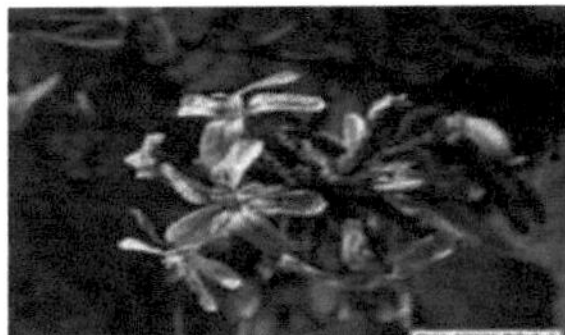
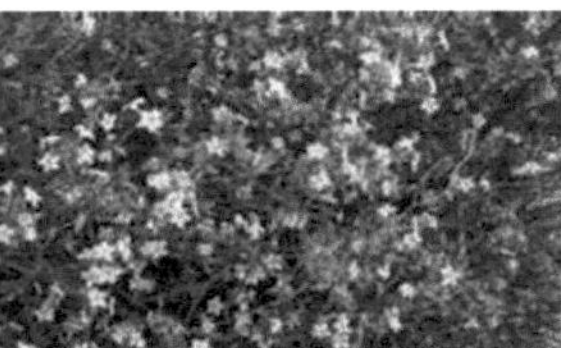
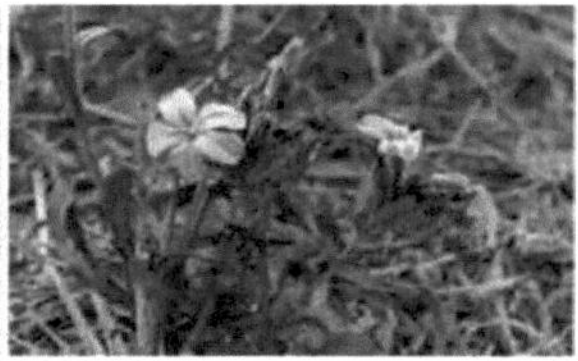

Valeriana officinalis: A Valeriana officinalis é uma planta PERENAL que cresce até 1,5 m por 1 m. Não é sensível às geadas. As flores são hermafroditas (têm órgãos masculinos e femininos) e são polinizadas por abelhas, moscas e escaravelhos. Adequado para: solos ligeiros (arenosos), médios (argilosos) e pesados (argilosos). pH adequado: solos ácidos, neutros e básicos (alcalinos). Não pode crescer à sombra. Prefere o solo húmido. A valeriana é uma planta medicinal bem conhecida e frequentemente utilizada, com uma longa história de eficácia comprovada. É conhecida especialmente pelo seu efeito como tranquilizante e nervina, particularmente para as pessoas que sofrem de tensão nervosa excessiva. A valeriana tem demonstrado favorecer o sono, melhorar a qualidade do sono e reduzir a tensão arterial. É também utilizada internamente no tratamento de dores menstruais, cólicas, hipertensão, síndroma do intestino irritável, etc. Não deve ser prescrito a pacientes com problemas hepáticos. Externamente, é utilizada para tratar eczemas, úlceras e ferimentos ligeiros. A raiz é antiespasmódica, carminativa, diurética, hipnótica, fortemente nervosa, sedativa e estimulante. Os ingredientes activos são chamados valepotriatos, a investigação confirmou que estes têm um efeito calmante em pessoas agitadas, mas são também um estimulante em casos de fadiga. As raízes das plantas com 2 anos de idade são colhidas no outono, depois de as folhas terem morrido, e são utilizadas frescas ou secas. A raiz fresca é cerca de 3 vezes mais eficaz do que as raízes secas a 40° (o relatório não especifica se se trata de graus centígrados ou fahrenheit), enquanto que temperaturas superiores a 82° destroem o princípio ativo da raiz. Utilizar com precaução, ver as notas acima sobre a toxicidade. Diz-se que o uso medicinal prolongado desta planta pode levar à dependência. Um tratamento não deve exceder 3 meses. Os efeitos adversos podem incluir: dores de cabeça (raras), vertigens, náuseas, excitabilidade e agitação, palpitações cardíacas (raras), insónias (raras). Não tomar com outros sedativos (por exemplo, álcool) ou antes de conduzir (ou se for necessário estar alerta).

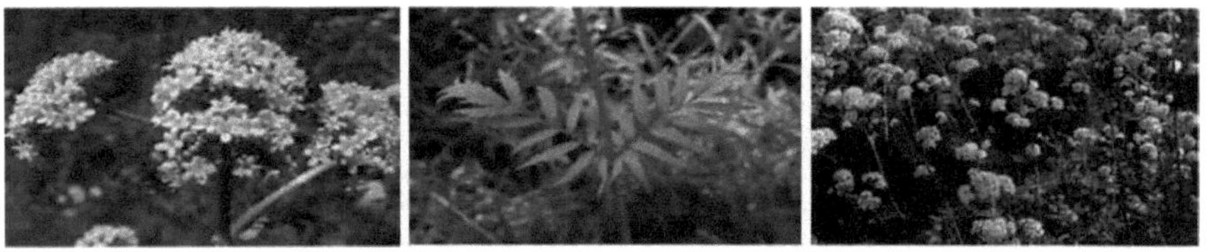

3-Espermatófitas **Divisão-Angiospérmicas Subdivisão-Dicotiledóneas Classe-Monoclamídeas Subdivisão:**

Spinacia oleracea**:** A Spinacia oleracea é uma planta ANUAL que cresce rapidamente até 0,3 m. Não é sensível à geada. As flores são dióicas (as flores individuais são masculinas ou femininas, mas apenas um sexo pode ser encontrado numa planta, pelo que devem ser cultivadas plantas masculinas e femininas se for necessário obter sementes) e são polinizadas pelo vento. A planta não é auto-fértil. Adequado para: solos ligeiros (arenosos), médios (argilosos) e pesados (argilosos). pH adequado: solos ácidos, neutros e básicos (alcalinos). Pode crescer à meia-sombra (bosque ligeiro) ou sem sombra. Prefere o solo húmido. A planta é carminativa e laxante. Em experiências, foi demonstrado que tem propriedades hipoglicémicas. Tem sido utilizada no tratamento de cálculos urinários. As folhas têm sido utilizadas no tratamento de estados febris, inflamações dos pulmões e dos intestinos. As sementes são laxantes e refrescantes. Têm sido utilizadas no tratamento da respiração difícil, da inflamação do fígado e da iterícia. As folhas da maioria das variedades de espinafres são ricas em ácido oxálico. Embora não seja tóxica, esta substância retém certos minerais numa refeição, especialmente o cálcio, tornando-os indisponíveis para o organismo. Por conseguinte, as deficiências minerais podem resultar da ingestão excessiva de qualquer folha que contenha ácido oxálico. No entanto, o conteúdo mineral das folhas de espinafre é bastante elevado, pelo que os inconvenientes são, em grande medida, compensados pelos benefícios. Existem também variedades especiais de espinafres com baixo teor de ácido oxálico que foram desenvolvidas. A cozedura das folhas também reduz o teor de ácido oxálico. As pessoas com tendência para reumatismo, artrite, gota, cálculos renais ou hiperacidez devem ter especial cuidado ao incluir esta planta na sua dieta, uma vez que pode agravar a sua condição. Possível metahemoglobinémia por nitratos em crianças com menos de 4 meses. Os doentes anticoagulantes devem evitar a ingestão excessiva devido ao teor de vitamina K.

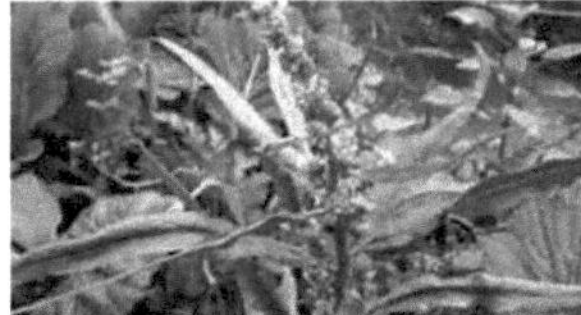
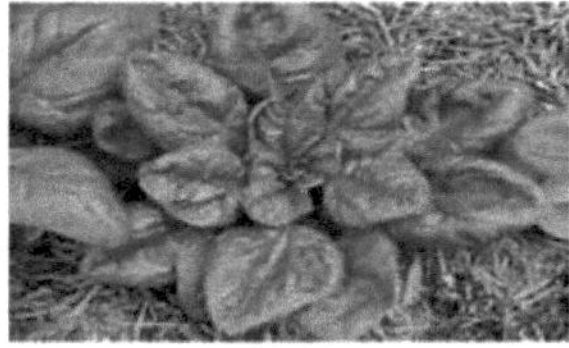
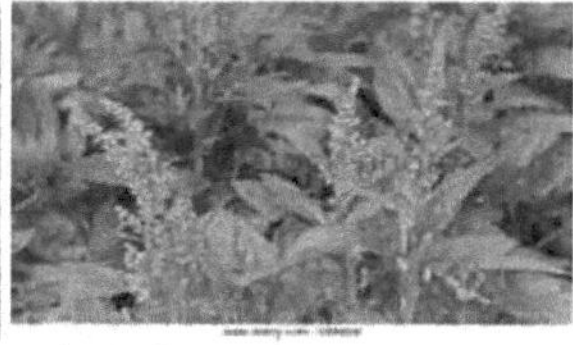

Elaeagnus angustifolia: O Elaeagnus angustifolia é um arbusto de folha caduca que cresce até 7 m a um ritmo médio. Não é sensível à geada. As flores são hermafroditas (têm órgãos masculinos e femininos) e são polinizadas por abelhas. Pode fixar o azoto. Adequado para: solos leves (arenosos), médios (argilosos) e pesados (argilosos), prefere solos bem drenados e pode crescer em solos nutricionalmente pobres. pH adequado: solos ácidos, neutros e básicos (alcalinos) e pode crescer em solos muito alcalinos e salinos. Não pode crescer à sombra. Prefere os solos secos ou húmidos e tolera a seca. A planta tolera a exposição marítima. O óleo das sementes é utilizado com xarope como electuário no tratamento de catarros e afecções brônquicas. O sumo das flores tem sido utilizado no tratamento de febres malignas. O fruto de muitos membros deste género é uma fonte muito rica em vitaminas e minerais, especialmente em vitaminas A, C e E, flavonóides e outros compostos bioactivos. É também uma fonte bastante boa de ácidos gordos essenciais, o que é bastante invulgar para um fruto. Está a ser investigado como um alimento capaz de reduzir a incidência de cancro e também como um meio de parar ou inverter o crescimento dos cancros.

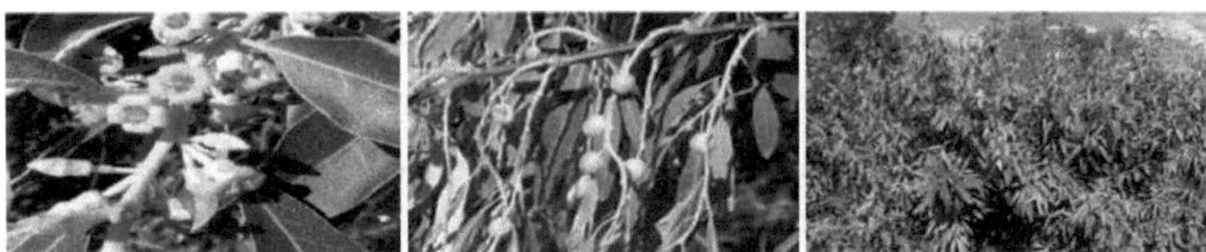

Euphorbia helioscopia: A Euphorbia helioscopia é uma planta ANUAL que cresce até 0,4 m. As flores são hermafroditas (têm órgãos masculinos e femininos) e são polinizadas por moscas. Apto para: solos ligeiros (arenosos) e médios (argilosos) e prefere solos bem drenados. pH adequado: solos ácidos, neutros e básicos (alcalinos). Não pode crescer à sombra. Prefere solos secos ou húmidos. Antiperiódica. As folhas e os caules são febrífugos e vermífugos. A raiz é anti-helmíntica. A planta é catártica. Tem propriedades anticancerígenas. A seiva leitosa é aplicada externamente nas erupções cutâneas. As sementes, misturadas com pimenta torrada, têm sido utilizadas no tratamento da cólera. O óleo das sementes tem propriedades purgativas. A seiva contém um látex que é tóxico por ingestão e altamente irritante externamente, causando reacções cutâneas fotossensíveis e inflamação grave, especialmente em contacto com os olhos ou cortes abertos. A toxicidade pode manter-se elevada mesmo em material vegetal seco. O contacto prolongado e regular com a seiva é desaconselhado devido à sua natureza cancerígena.

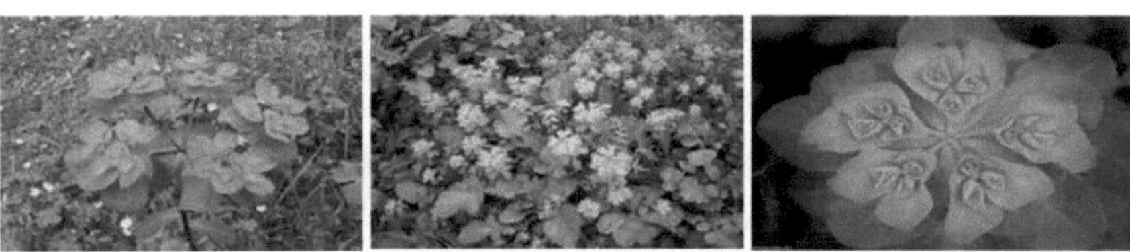

Quercus tourn: O Quercus tourn é uma árvore de folha caduca que cresce lentamente até 20 m por 10 m. Não é sensível às geadas. As flores são monóicas (as flores individuais são masculinas ou femininas, mas ambos os sexos podem ser encontrados na mesma planta) e são polinizadas pelo vento. Adequado para: solos médios (argilosos) e pesados (argilosos) e pode crescer em solos argilosos pesados. pH adequado: solos ácidos, neutros e básicos (alcalinos). Pode desenvolver-se à meia-sombra (bosque ligeiro) ou sem sombra. Prefere solos secos ou húmidos. A planta tolera ventos fortes mas não a exposição marítima. Este carvalho era frequentemente utilizado para fins medicinais por várias tribos indígenas nativas da América do Norte, que o valorizavam especialmente pelas suas propriedades anti-sépticas e adstringentes e o utilizavam no tratamento de muitas queixas. É pouco ou nada utilizado no herbalismo moderno. A casca interior contém 6 - 11% de tanino, tem poderosas propriedades anti-sépticas e adstringentes e é também expetorante e tónico. A casca é fervida e o líquido é bebido no tratamento de hemorróidas e diarreia, febres intermitentes, tosse e constipações, tuberculose, asma, perda de voz, etc. A casca tem sido mastigada como tratamento para feridas na boca. Externamente, é utilizada como lavagem para erupções cutâneas, queimaduras, erupções cutâneas, nódoas negras, úlceras, etc. e como ducha vaginal. Também tem sido utilizada como lavagem para dores musculares. A casca é melhor colhida na primavera. As galhas produzidas na árvore são fortemente adstringentes e podem ser utilizadas no tratamento de hemorragias, diarreia crónica, disenteria, etc.

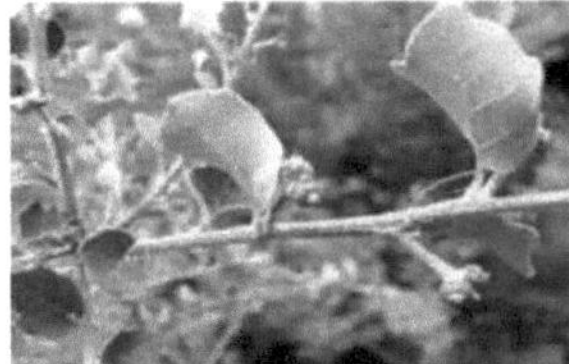 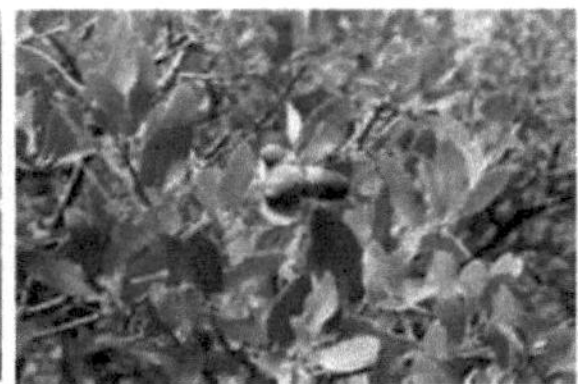 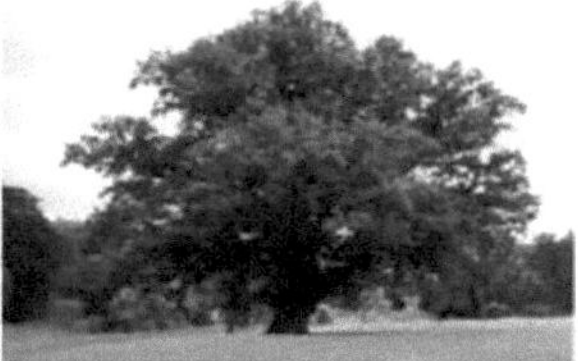

Juglans regia**:** a juglans regia é uma árvore de folha caduca que cresce até 20 m a um ritmo médio. Não é sensível às geadas. As flores são monóicas (as flores individuais são masculinas ou femininas, mas ambos os sexos podem ser encontrados na mesma planta) e são polinizadas pelo vento. A planta é auto-fértil. Adequado para: solos ligeiros (arenosos), médios (argilosos) e pesados (argilosos) e prefere solos bem drenados. pH adequado: solos ácidos, neutros e básicos (alcalinos). Não pode crescer à sombra. Prefere os solos húmidos. A nogueira tem uma longa história de uso medicinal, sendo utilizada na medicina popular para tratar uma grande variedade de queixas. As folhas são alteradoras, anti-helmínticas, anti-inflamatórias, adstringentes e depurativas. São utilizadas internamente no tratamento da obstipação, tosse crónica, asma, diarreia, dispepsia, etc. As folhas são também utilizadas para tratar afecções cutâneas e purificar o sangue. São consideradas específicas para o tratamento de feridas de strumas. As inflorescências masculinas são transformadas num caldo e utilizadas no tratamento da tosse e das vertigens. A casca é anódina e adstringente. É utilizada no tratamento da diarreia e da anemia. As sementes são antilíticas, diuréticas e estimulantes. São utilizadas internamente no tratamento de dores lombares, micção frequente, fraqueza de ambas as pernas, tosse crónica, asma, obstipação devida a secura ou anemia e cálculos urinários. Externamente, são transformadas numa pasta e aplicadas como cataplasma em zonas de dermatite e eczema. O óleo da semente é anti-helmíntico. É também utilizado no tratamento de problemas menstruais e de pele seca. Os cotilédones são utilizados no tratamento do cancro. A noz tem uma longa história de utilização popular no tratamento do cancro, tendo alguns extractos da planta demonstrado atividade anticancerígena. A casca e a casca da raiz são anti-helmínticas, adstringentes e detergentes. A planta é utilizada nos remédios florais de Bach - as palavras-chave para a prescrever são "Super-sensível a ideias e influências" e "Quebra-ligações".

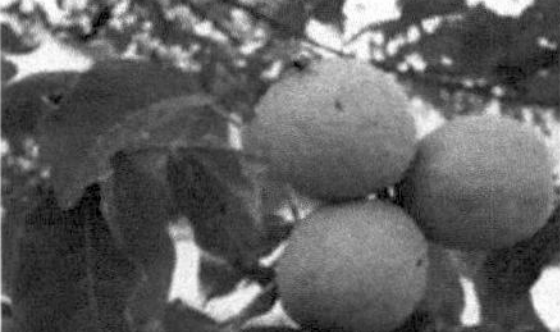
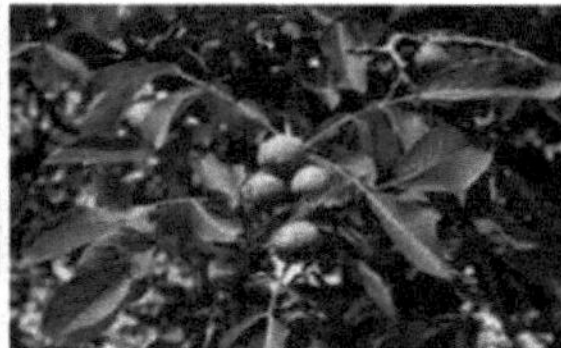
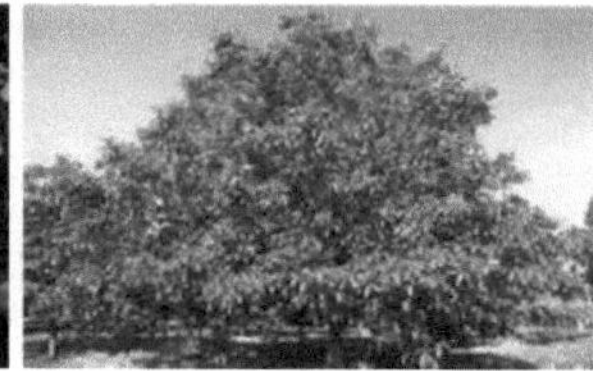

Ficus carica: a ficus carica é uma ÁRVORE de folha caduca que cresce até 6 m a um ritmo médio. Não é sensível às geadas. As flores são monóicas (as flores individuais são masculinas ou femininas, mas ambos os sexos podem ser encontrados na mesma planta). A planta é auto-fértil. Adequado para: solos ligeiros (arenosos), médios (argilosos) e pesados (argilosos), prefere solos bem drenados e pode crescer em solos argilosos pesados e nutricionalmente pobres. pH adequado: solos ácidos, neutros e básicos (alcalinos). Não pode crescer à sombra. Prefere solos secos ou húmidos e tolera a seca. A decocção das folhas é estomacal. As folhas são também adicionadas a água a ferver e utilizadas como banho de vapor para pilhas dolorosas ou inchadas. O látex dos caules é utilizado para tratar calos, verrugas e hemorróidas. Tem também um efeito analgésico contra picadas e mordeduras de insectos. O fruto é ligeiramente laxante, demulcente, digestivo e peitoral. Os frutos verdes não maduros são cozinhados com outros alimentos como galactogogo e tónico. O fruto torrado é emoliente e utilizado como cataplasma no tratamento de gumboils, abcessos dentários, etc. O xarope de figos, feito a partir do fruto, é um laxante suave bem conhecido e eficaz, adequado também para jovens e idosos. Uma decocção dos ramos jovens é um excelente peitoral. A planta tem propriedades anticancerígenas. A seiva e os frutos meio maduros são considerados venenosos.

A seiva pode ser muito irritante para os olhos.

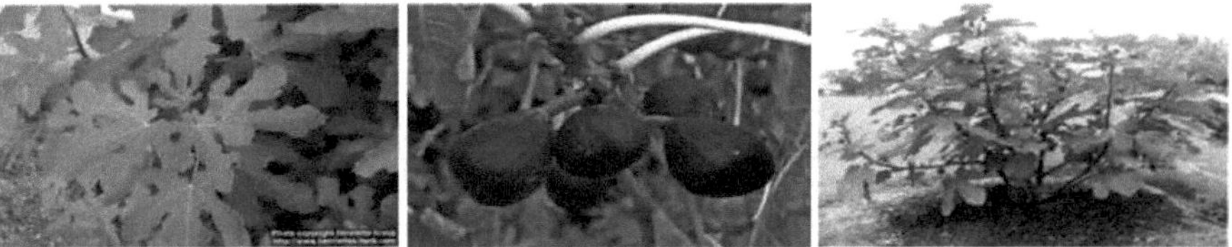

Platanus orientalis: A Platanus orientalis é uma árvore de folha caduca que cresce rapidamente até aos 30 metros. As flores são monóicas (as flores individuais são masculinas ou femininas, mas ambos os sexos podem ser encontrados na mesma planta). Apto para: solos ligeiros (arenosos), médios (argilosos) e pesados (argilosos). pH adequado: solos ácidos, neutros e básicos (alcalinos). Não pode crescer à sombra. Prefere o solo húmido e tolera a seca. A planta tolera ventos fortes mas não a exposição marítima. Tolera a poluição atmosférica. As folhas são adstringentes e vulnerárias. As folhas frescas são esmagadas e aplicadas nos olhos para o tratamento da oftalmia. Uma decocção é utilizada para tratar a disenteria e um creme feito com as folhas é utilizado para curar feridas e frieiras. As folhas são colhidas na primavera e no verão e podem ser secas para utilização posterior. A casca é fervida em vinagre e depois utilizada no tratamento de diarreia, disenteria, hérnias e dores de dentes. Em climas quentes e secos, acredita-se que os pêlos dos frutos e das folhas causam um efeito semelhante ao da febre dos fenos.

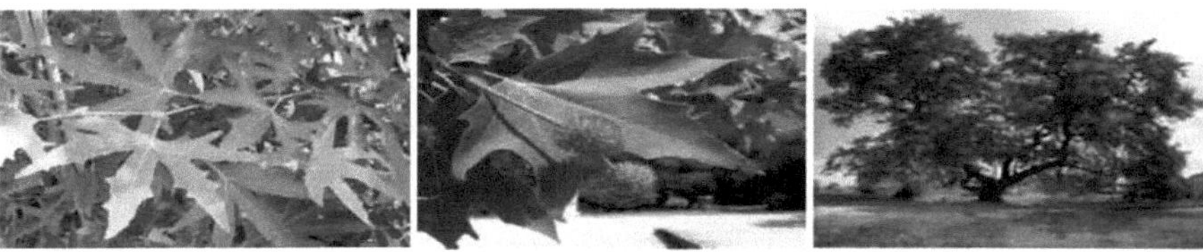

Rumex acetosa: A Rumex acetosa é uma planta PERENAL que cresce até 0,6 m por 0,3 m. Não é sensível à geada. As flores são dióicas (as flores individuais são masculinas ou femininas, mas apenas um sexo pode ser encontrado numa planta, pelo que devem ser cultivadas plantas masculinas e femininas se for necessário obter sementes) e são polinizadas pelo vento. A planta não é auto-fértil. É conhecida por atrair a vida selvagem. Adequado para: solos ligeiros (arenosos), médios (argilosos) e pesados (argilosos). pH adequado: solos ácidos, neutros e básicos (alcalinos) e pode desenvolver-se em solos muito ácidos. Pode desenvolver-se à meia-sombra (bosque ligeiro) ou sem sombra. Prefere solos húmidos. As folhas frescas ou secas são adstringentes, diuréticas, laxantes e refrigerantes. São utilizadas para fazer uma bebida refrescante no tratamento das febres e são especialmente úteis no tratamento do escorbuto. O sumo das folhas, misturado com fumitório, tem sido utilizado para curar comichão na pele e micose. Uma infusão da raiz é adstringente, diurética e hemostática. Tem sido utilizada no tratamento de iterícia, cascalho e pedras nos rins. Tanto as raízes como as sementes têm sido utilizadas para estancar hemorragias. Uma pasta da raiz é aplicada para fixar ossos deslocados. A planta é depurativa e estomacal. É feito um remédio homeopático a partir da planta. É utilizado no tratamento de espasmos e de afecções cutâneas. As plantas podem conter níveis bastante elevados de ácido oxálico, que é o que dá às folhas de muitos membros deste género um sabor ácido a limão. As folhas podem ser consumidas em pequenas quantidades, mas não devem ser consumidas em grandes quantidades, pois o ácido oxálico pode bloquear outros nutrientes dos alimentos, especialmente o cálcio, causando assim deficiências minerais. O teor de ácido oxálico será reduzido se a planta for cozinhada. As pessoas com tendência para reumatismo, artrite, gota, pedras nos rins ou hiperacidez devem ter especial cuidado ao incluir esta planta na sua dieta, uma vez que pode agravar a sua condição.

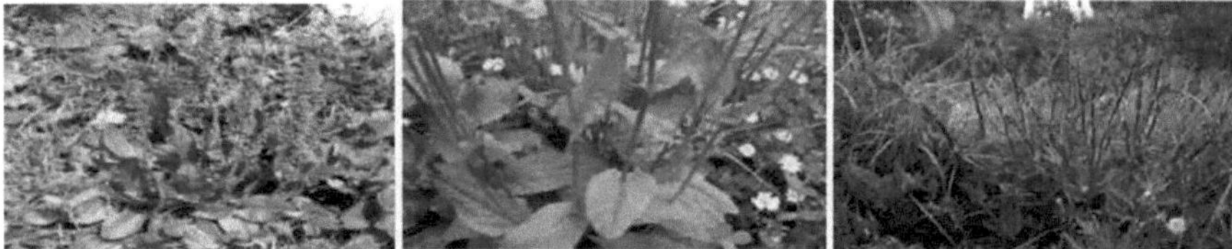

Salix alba**:** A Salix alba é uma árvore de folha caduca que cresce rapidamente até 25 m por 10 m. Não é sensível à geada. As flores são dióicas (as flores individuais são masculinas ou femininas, mas apenas um sexo pode ser encontrado numa planta, pelo que devem ser cultivadas plantas masculinas e femininas se for necessária semente) e são polinizadas por abelhas. A planta não é auto-fértil. É conhecida por atrair a vida selvagem. Adequado para: solos ligeiros (arenosos), médios (argilosos) e pesados (argilosos) e pode crescer em solos argilosos pesados. pH adequado: solos ácidos e neutros. Não pode crescer à sombra. Prefere os solos húmidos ou molhados. A planta tolera a exposição marítima. Famoso por ser a fonte original do ácido salicílico (o precursor da aspirina), o salgueiro branco e várias espécies aparentadas são utilizadas há milhares de anos para aliviar as dores articulares e controlar as febres. A casca é anódina, anti-inflamatória, antiperiódica, anti-séptica, adstringente, diaforética, diurética, febrífuga, hipnótica, sedativa e tónica. Tem sido utilizada internamente no tratamento da dispepsia ligada à debilidade dos órgãos digestivos, reumatismo, artrite, gota, fases inflamatórias de doenças auto-imunes, doenças febris, nevralgias e dores de cabeça. As suas propriedades tónicas e adstringentes tornam-na útil na convalescença de doenças agudas, no tratamento de vermes, disenteria crónica e diarreia. A casca fresca é muito amarga e adstringente. Contém salicina, que provavelmente se decompõe em ácido salicílico (intimamente relacionado com a aspirina) no corpo humano. Este é utilizado como anódino e febrífugo. A casca é colhida na primavera ou no início do outono de ramos com 3 a 6 anos de idade e é seca para utilização posterior. As folhas são utilizadas internamente no tratamento de doenças febris ligeiras e cólicas. Uma infusão das folhas tem um efeito calmante e é útil no tratamento da insónia nervosa. Quando adicionada à água do banho, a infusão é realmente benéfica no alívio do reumatismo generalizado. As folhas podem ser colhidas durante toda a estação de crescimento e são utilizadas frescas ou secas. As monografias da Comissão E alemã, um guia terapêutico para a medicina herbal, aprovam o Salix / Salgueiro para doenças acompanhadas de febre, doenças reumáticas, dores de cabeça. Possibilidade de hemorragia gastrointestinal e danos nos rins. Evitar a administração simultânea com outros medicamentos do tipo aspirina. Evitar durante a gravidez. Interações medicamentosas associadas aos salicilatos aplicáveis.

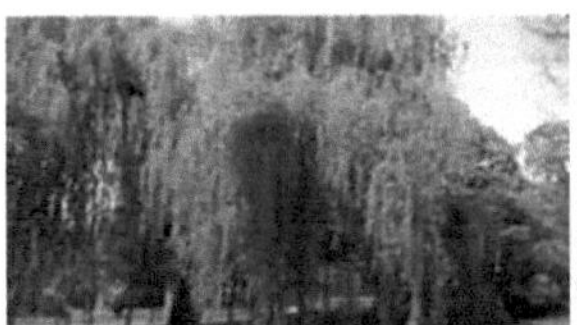
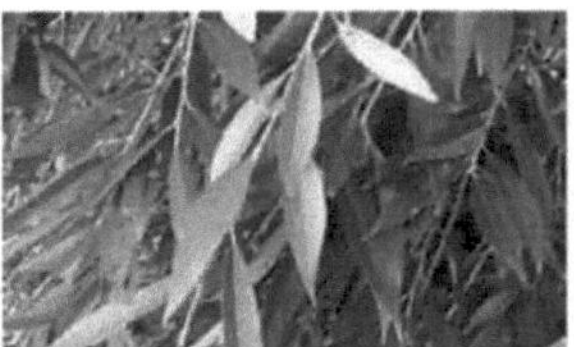
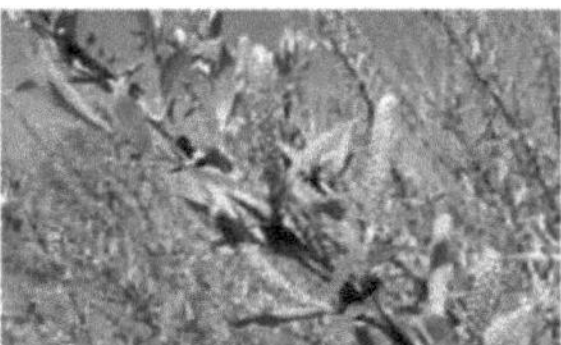

Morus alba**:** A Morus alba é uma árvore de folha caduca que cresce até 18 m por 10 m a uma taxa média. As flores são monóicas (as flores individuais são masculinas ou femininas, mas ambos os sexos podem ser encontrados na mesma planta). A planta é auto-fértil. Adaptado a: solos ligeiros (arenosos), médios (argilosos) e pesados (argilosos) e prefere solos bem drenados. pH adequado: solos ácidos, neutros e básicos (alcalinos). Pode crescer à meia-sombra (bosque ligeiro) ou sem sombra. Prefere solos húmidos e tolera a seca. A planta tolera ventos fortes mas não a exposição marítima. A amoreira branca tem uma longa história de utilização medicinal na medicina chinesa, quase todas as partes da planta são utilizadas de uma forma ou de outra. Investigações recentes mostraram melhorias na elefantíase quando tratada com injecções de extrato de folhas e no tétano após doses orais da seiva misturada com açúcar. As folhas são antibacterianas, adstringentes, diaforéticas, hipoglicémicas, odontalgicas e oftálmicas. São tomadas internamente no tratamento de constipações, gripe, infecções oculares e hemorragias nasais. Um extrato injetado das folhas pode ser utilizado no tratamento de elefantíase e fístulas purulentas. As folhas são colhidas após as primeiras geadas do outono e podem ser utilizadas frescas, mas geralmente são secas. Os caules são anti-reumáticos, antiespasmódicos, diuréticos, hipotensores e peitorais. São utilizados no tratamento das dores reumáticas e dos espasmos, sobretudo da metade superior do corpo, e da tensão arterial elevada. Uma tintura da casca é utilizada para aliviar a dor de dentes. Os ramos são colhidos no final da primavera ou no início do verão e são secos para utilização posterior. O fruto tem um efeito tónico sobre a energia dos rins. É utilizada no tratamento de incontinência urinária, vertigens, zumbidos, insónias devidas à anemia, neurastenia, hipertensão, diabetes, envelhecimento prematuro dos cabelos e obstipação nos idosos. A casca da raiz é anti-asmática, antitússica, diurética, expetorante, hipotensiva e sedativa. É utilizada internamente no tratamento da asma, da tosse, da bronquite, do edema, da hipertensão e da diabetes. As raízes são colhidas no inverno e secas para serem utilizadas posteriormente. A casca é anti-helmíntica e purgativa, sendo utilizada para expulsar os vermes das fitas. Os extractos da planta têm atividade antibacteriana e fungicida. Um relatório sugere que o fruto cru contém alucinogénios. Este fruto é frequentemente consumido em várias partes do mundo, existindo mesmo algumas variedades designadas, e não foram mencionados tais efeitos noutros locais, nem observados pelo escritor quando comeu o fruto. É possível que o relatório se refira ao fruto não maduro, o que não deixa de ser surpreendente.

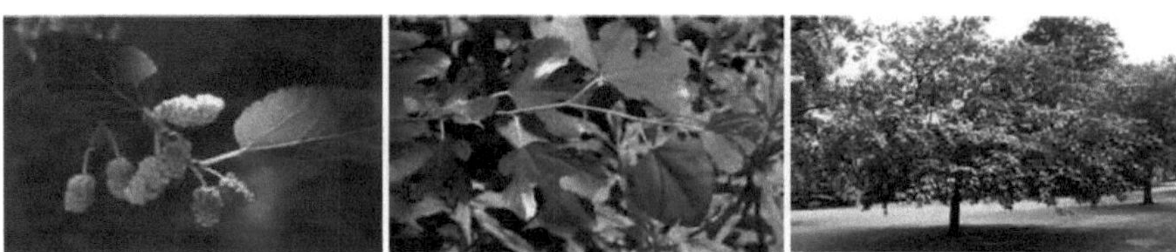

Morus nigra : A Morus nigra é uma árvore de folha caduca que cresce até 10 m por 15 m a um ritmo lento. As flores são monóicas (as flores individuais são masculinas ou femininas, mas ambos os sexos podem ser encontrados na mesma planta). A planta é auto-fértil. Adequado para: solos ligeiros (arenosos), médios (argilosos) e pesados (argilosos) e prefere solos bem drenados. pH adequado: solos ácidos, neutros e básicos (alcalinos). Pode crescer à meia-sombra (bosque ligeiro) ou sem sombra. Prefere solos húmidos. Tolera a poluição atmosférica. A amoreira tem uma longa história de utilização medicinal na medicina chinesa, quase todas as partes da planta são utilizadas de uma forma ou de outra. A amoreira branca (M. alba) é normalmente utilizada, mas esta espécie tem as mesmas propriedades. Investigações recentes mostraram melhorias na elefantíase quando tratada com injecções de extrato de folhas e no tétano após doses orais da seiva misturada com açúcar. Analgésico, emoliente, sedativo. As folhas são antibacterianas, adstringentes, diaforéticas, hipoglicémicas, odontalgicas e oftálmicas. São tomadas internamente no tratamento de constipações, gripe, infecções oculares e hemorragias nasais. As folhas são colhidas após as primeiras geadas do outono e podem ser utilizadas frescas, mas são geralmente secas. Os caules são anti-reumáticos, diuréticos, hipotensores e peitorais. Utiliza-se uma tintura da casca para aliviar as dores de dentes. Os ramos são colhidos no final da primavera ou no início do verão e são secos para utilização posterior. O fruto tem um efeito tónico sobre a energia dos rins. É utilizado no tratamento da incontinência urinária, dos zumbidos, do envelhecimento prematuro dos cabelos e da obstipação nos idosos. A sua principal utilização na medicina herbácea é como corante e aromatizante noutros medicamentos. A casca da raiz é antitússica, diurética, expetorante e hipotensora. É utilizada internamente no tratamento da asma, tosse, bronquite, edema, hipertensão e diabetes. As raízes são colhidas no inverno e secas para utilização posterior. A casca é anti-helmíntica e purgativa, sendo utilizada para expulsar os vermes das fitas. Os extractos da planta têm atividade antibacteriana e fungicida. Das folhas é feito um remédio homeopático. É utilizado no tratamento da diabetes.

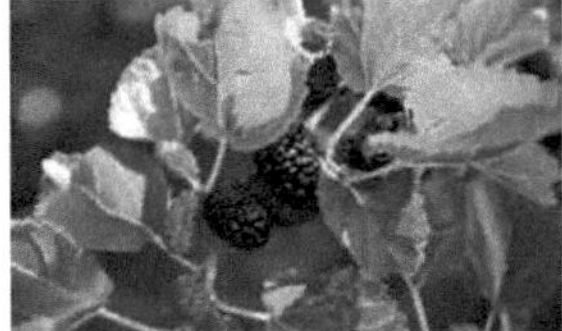
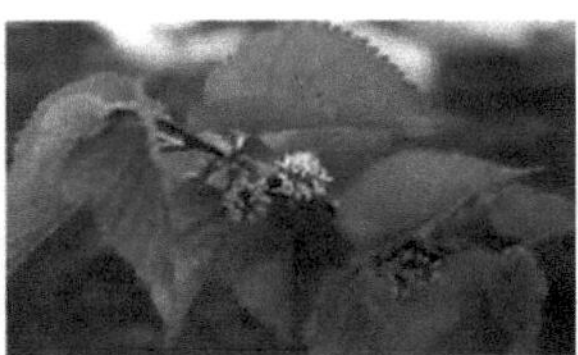
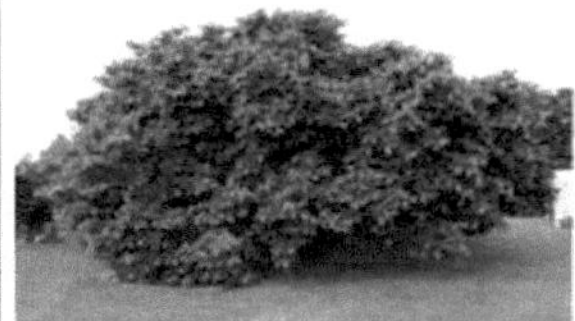

4- Espermatófitas Divisão-Angiospérmicas Subdivisão-Monocotiledóneas Classe:

Narcissus tazetta**:** O Narcissus tazetta é um BULBO que cresce até 0,5 m por 0,1 m. Não é sensível à geada. As flores são hermafroditas (têm órgãos masculinos e femininos) e são polinizadas pelas abelhas. Adequado para: solos ligeiros (arenosos), médios (argilosos) e pesados (argilosos) e pode crescer em solos argilosos pesados. pH adequado: solos ácidos, neutros e básicos (alcalinos) e pode desenvolver-se em solos muito alcalinos. Não pode crescer à sombra. Prefere solos húmidos. Demulcente. Utilizada no tratamento de furúnculos e mastites. A raiz é emética. É utilizada para aliviar dores de cabeça. A raiz cortada é aplicada externamente como cataplasma antiflogístico e analgésico em abcessos, furúnculos e outras afecções cutâneas. A planta tem um folclore de eficácia contra certas formas de cancro. Isto pode dever-se ao facto de o benzaldeído se transformar em compostos semelhantes ao laetrilo ou de a licorina se transformar em compostos semelhantes à licobetaína no corpo.

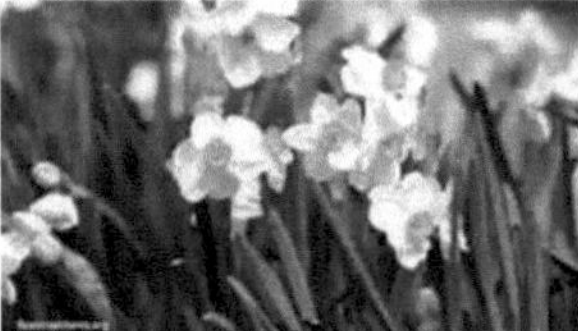

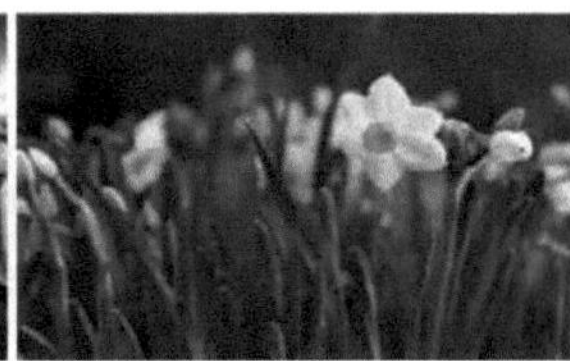

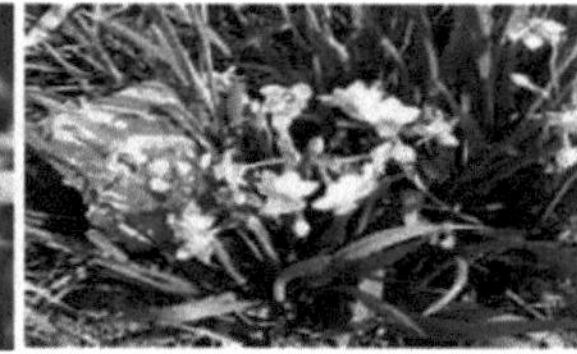

Espargos officinalis**:** O Asparagus officinalis é uma planta PERENAL que cresce até 1,5 m por 0,8 m. Não é sensível à geada. As flores são dióicas (as flores individuais são masculinas ou femininas, mas apenas um sexo pode ser encontrado numa planta, pelo que devem ser cultivadas plantas masculinas e femininas se for necessária semente) e são polinizadas por abelhas. A planta não é auto-fértil. É conhecida por atrair a vida selvagem. Adequada para: solos ligeiros (arenosos), médios (argilosos) e pesados (argilosos) e prefere solos bem drenados. pH adequado: solos ácidos, neutros e básicos (alcalinos) e pode desenvolver-se em solos muito ácidos, muito alcalinos e salinos. Pode crescer à meia-sombra (bosque ligeiro) ou sem sombra. Prefere o solo húmido. A planta tolera a exposição marítima. Os espargos são cultivados há mais de 2.000 anos como legume e erva medicinal. Tanto as raízes como os rebentos podem ser utilizados para fins medicinais, tendo um efeito restaurador e depurativo sobre os intestinos, os rins e o fígado. A planta é antiespasmódica, aperiente, cardíaca, demulcente, diaforética, diurética, sedativa e tónica. Utiliza-se o sumo acabado de fazer. A raiz é diaforética, fortemente diurética e laxante. Utiliza-se uma infusão no tratamento da iterícia e do torpor congestivo do fígado. A ação fortemente diurética das raízes torna-a útil no tratamento de uma variedade de problemas urinários, incluindo cistite. É também utilizada no tratamento do cancro. Diz-se que as raízes são capazes de baixar a tensão arterial. As raízes são colhidas no final da primavera, depois de os rebentos terem sido cortados como cultura alimentar, e são secas para utilização posterior. As sementes possuem atividade antibiótica. Outro relatório diz que a planta contém ácido asparagusico que é nematocida e é utilizado no tratamento da esquistossomose. Grandes quantidades de rebentos podem irritar os rins. As bagas são ligeiramente venenosas.

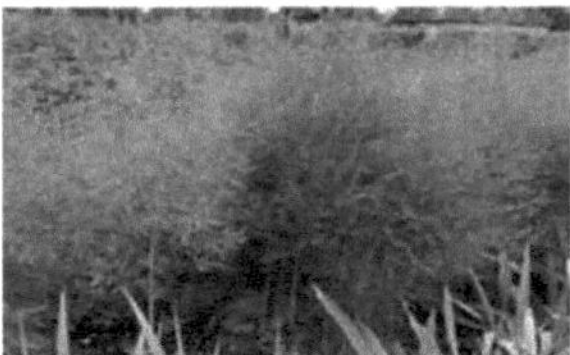
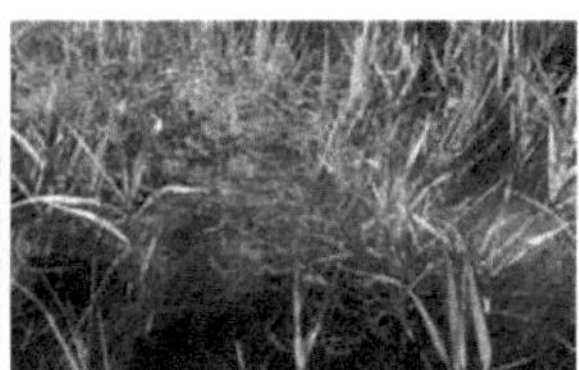
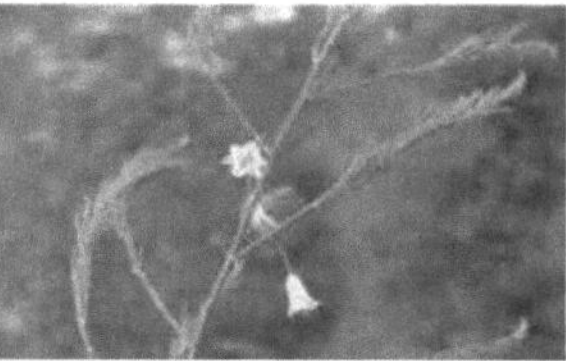

Avena sativa**:** A Avena sativa é uma planta ANUAL que cresce até 0,9 m por 0,1 m. Não é sensível às geadas. As flores são hermafroditas (têm órgãos masculinos e femininos) e são polinizadas pelo vento. A planta é auto-fértil. Adaptado a: solos ligeiros (arenosos), médios (argilosos) e pesados (argilosos), prefere solos bem drenados e pode desenvolver-se em solos argilosos pesados e pobres em nutrientes. pH adequado: solos ácidos, neutros e básicos (alcalinos) e pode desenvolver-se em solos muito ácidos. Não pode crescer à sombra. Prefere solos secos ou húmidos e pode tolerar a seca. Embora utilizado principalmente como alimento, o grão de aveia tem também propriedades medicinais. Em particular, a aveia é um alimento nutritivo que restaura suavemente o vigor após doenças debilitantes, ajuda a baixar os níveis de colesterol no sangue e também aumenta a resistência. A semente é uma erva nutritiva farinhenta que é antiespasmódica, cardíaca, diurética, emoliente, nervosa e estimulante. A semente contém o composto antitumoral b-sitosterol e tem sido utilizada como um remédio popular para tumores. Uma papa feita a partir da semente moída é utilizada como um alimento nutritivo ligeiro em casos inflamatórios, febres e após o parto. Deve ser evitado em casos de dispepsia acompanhada de acidez do estômago. Uma tintura da semente moída em álcool é útil como tónico nervoso e uterino. Uma decocção coada para um banho ajuda a aliviar a comichão e o eczema. Uma cataplasma feita com as sementes moídas é utilizada no tratamento do eczema e da pele seca. Quando consumido regularmente, o gérmen de aveia reduz os níveis de colesterol no sangue. A palha e o grão de aveia são receitados para tratar a debilidade geral e uma grande variedade de problemas nervosos. São ligeiramente antidepressivos, elevando suavemente os níveis de energia e apoiando um sistema nervoso sobre stressado. São particularmente úteis para ajudar uma pessoa a lidar com a exaustão que resulta da esclerose múltipla, da dor neurológica crónica e da insónia. Pensa-se que a aveia estimula uma energia nervosa suficiente para ajudar a aliviar as insónias. Foi relatado que uma extração alcoólica de aveia é um impedimento para fumar, embora os relatos de que o extrato de aveia ajudou a corrigir o hábito do tabaco tenham sido refutados. Uma tintura da planta tem sido utilizada como estimulante dos nervos e para tratar a dependência do ópio. Num artigo repleto de erros, o Globe (28 de fevereiro de 1984) refere que a palha de aveia, geralmente tomada como chá, é um tónico para os nervos sexuais. As monografias da Comissão E alemã, um guia terapêutico para a medicina herbácea, aprovam a Avena sativa para inflamações da pele, verrugas.

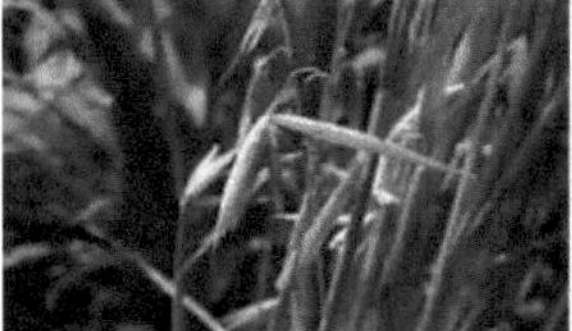
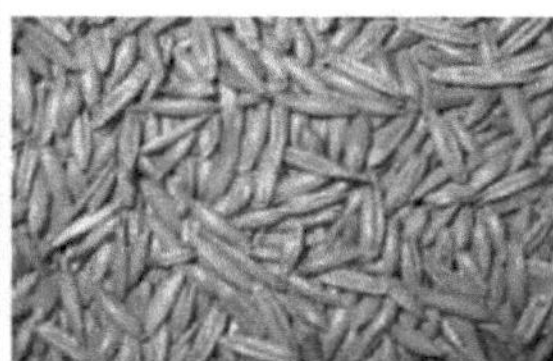
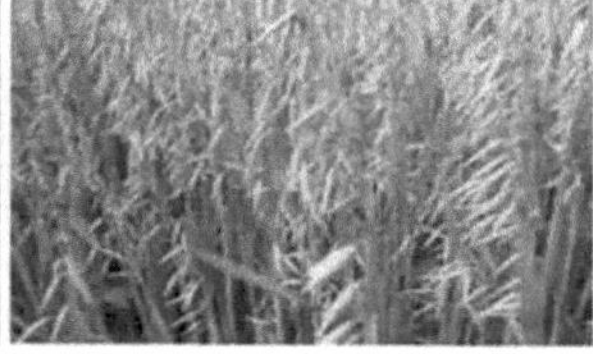

Hordeum vulgare: O Hordeum vulgare é uma planta ANUAL que cresce até 1 m por 0,2 m. Não é sensível à geada. As flores são hermafroditas (têm órgãos masculinos e femininos) e são polinizadas pelo vento. Apto para: solos ligeiros (arenosos), médios (argilosos) e pesados (argilosos) e prefere solos bem drenados. pH adequado: solos ácidos, neutros e básicos (alcalinos). Não pode crescer à sombra. Prefere solos húmidos. A planta tolera ventos fortes mas não a exposição marítima. Os rebentos são diuréticos. Os rebentos das sementes são demulcentes, expectorantes, galactofugas, lenitivas e estomacais. Por vezes são abortivos. São utilizados no tratamento da dispepsia provocada pelos cereais, da lacto-dispepsia infantil, da regurgitação do leite e da distensão mamária. É preferível não as dar a uma mãe que esteja a amamentar, pois podem reduzir o fluxo de leite. A semente é digestiva, emoliente, nutritiva, febrífuga e estomacal. É tomada internamente como alimento nutritivo ou como água de cevada (uma infusão da semente germinada em água) e é de uso especial para bebés e inválidos. Diz-se que a sua utilização reduz a lactação excessiva. A cevada é também utilizada como cataplasma para queimaduras e feridas. A planta tem uma história popular de atividade anti-tumoral. A semente em germinação tem um efeito hipoglicémico precedido de uma ação hiperglicémica. A investigação moderna demonstrou que a cevada pode ser útil no tratamento da hepatite, enquanto outros ensaios demonstraram que pode ajudar a controlar a diabetes. O farelo de cevada pode ter como efeito a redução dos níveis de colesterol no sangue e a prevenção do cancro do intestino. Outras utilizações para a bronquite e a diarreia, e como fonte de ácido fólico e de vitamina B12 e B6. Perda de peso. A exposição à farinha de cevada pode causar asma. Possível fator de desencadeamento da doença celíaca. Possível hipersensibilidade à cevada.

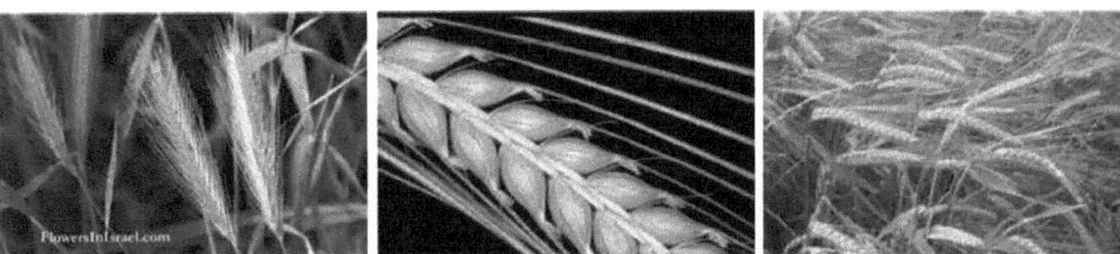

Oryza sativa**:** Oryza sativa é uma planta ANUAL que cresce rapidamente até 1,8 m por 0,3 m. Apto para: solos ligeiros (arenosos), médios (argilosos) e pesados (argilosos). pH adequado: solos ácidos, neutros e básicos (alcalinos). Não pode crescer à sombra. Prefere o solo húmido ou molhado e pode crescer na água. O arroz é uma erva nutritiva, calmante, tónica, diurética, que reduz a lactação, melhora a digestão e controla a transpiração. As sementes são tomadas internamente para o tratamento de disfunções urinárias. As sementes, ou as sementes germinadas, são tomadas para tratar a lactação excessiva. As sementes germinadas são utilizadas para tratar a falta de apetite, a indigestão, o desconforto abdominal e o inchaço. Os grãos são frequentemente cozinhados com ervas para fazer uma papa medicinal. O rizoma é tomado internamente para o tratamento dos suores noturnos, sobretudo nos casos de tuberculose e de pneumonia crónica. Os rizomas são colhidos no final da estação de crescimento e secos para serem utilizados em decocções.

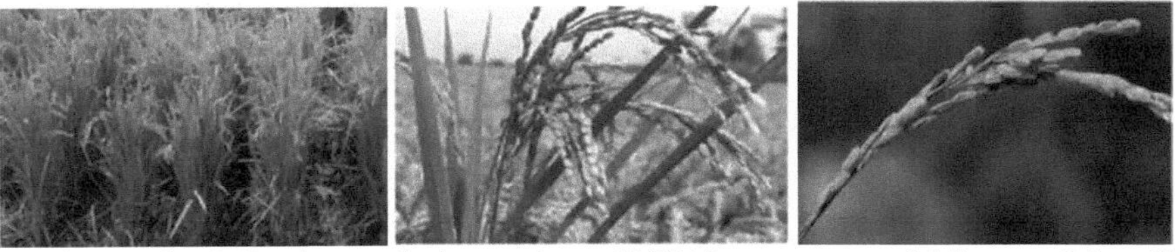

Secale cereale**:** O Secale cereale é uma planta ANUAL que cresce até 1,8 m por 0,1 m. Não é sensível à geada. As flores são hermafroditas (têm órgãos masculinos e femininos) e são polinizadas pelo vento. Apto para: solos ligeiros (arenosos), médios (argilosos) e pesados (argilosos) e prefere solos bem drenados. pH adequado: solos ácidos, neutros e básicos (alcalinos). Não pode crescer à sombra. Prefere solos húmidos e tolera a seca. A planta suporta ventos fortes mas não a exposição marítima. A semente é transformada em cataplasma e aplicada nos tumores. A semente é também um laxante eficaz devido ao seu revestimento fibroso.

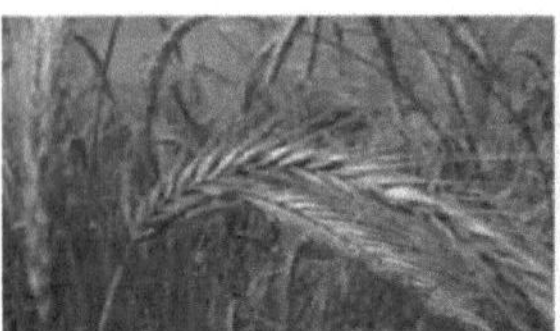 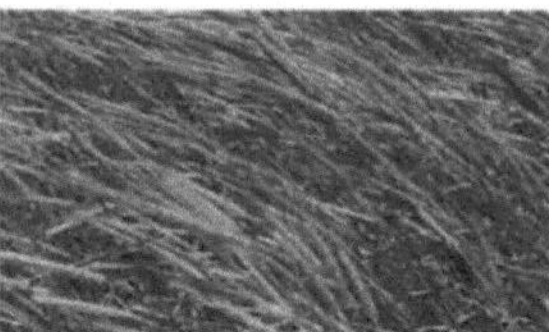 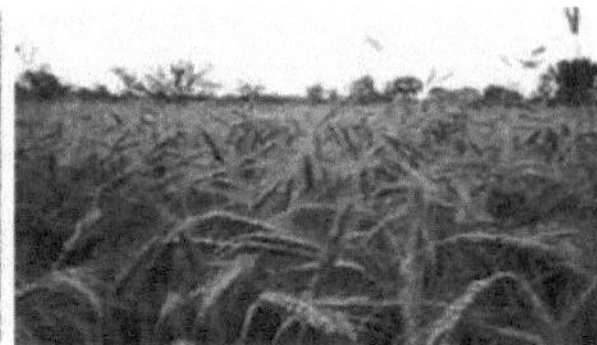

Triticum sp**:** O Triticum sp é uma planta ANUAL que cresce até 1,3 m. Não é sensível à geada. As flores são hermafroditas (têm órgãos masculinos e femininos) e são polinizadas pelo vento. Adequado para: solos ligeiros (arenosos), médios (argilosos) e pesados (argilosos) e prefere solos bem drenados. pH adequado: solos ácidos, neutros e básicos (alcalinos). Não pode crescer à sombra. Prefere solos húmidos. Tem muitas utilizações, como biomassa para combustível, etc., para colmo, como cobertura vegetal no jardim, etc. Uma fibra obtida dos caules é utilizada para o fabrico de papel. Os caules são colhidos no final do verão, após a colheita das sementes, são cortados em pedaços utilizáveis e mergulhados em água limpa durante 24 horas. Em seguida, são cozidos durante 2 horas em lixívia ou carbonato de sódio e depois batidos num moinho de bolas durante 1/horas. As fibras dão origem a um papel verde-acastanhado. O amido da semente é utilizado para lavagem, engomagem de têxteis, etc.. Também pode ser convertido em álcool para ser utilizado como combustível.

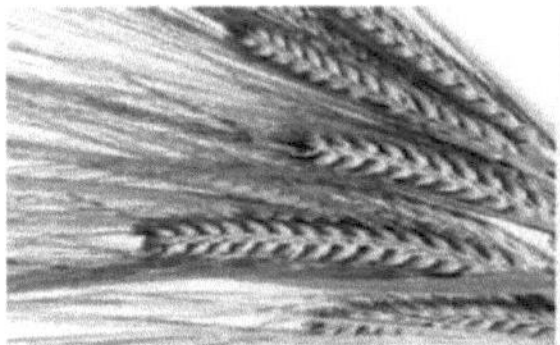 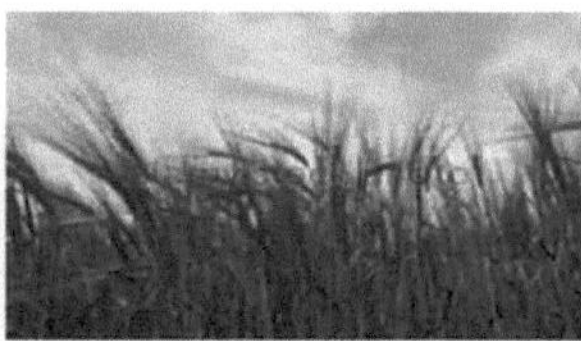 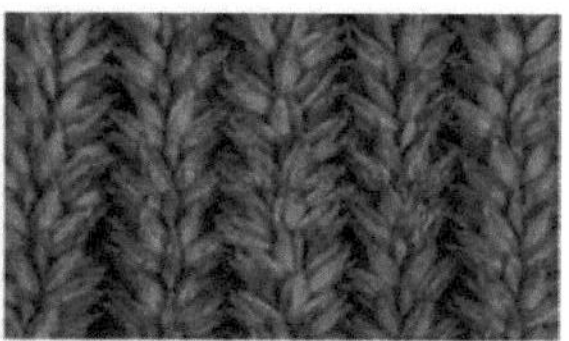

Crocus sativus**:** Crocus sativus é uma CORM que cresce até 0,1 m. Não é sensível à geada. As flores são hermafroditas (têm órgãos masculinos e femininos) e são polinizadas por abelhas e borboletas. Adequado para: solos leves (arenosos) e médios (argilosos), prefere solos bem drenados e pode crescer em solos nutricionalmente pobres. pH adequado: solos ácidos, neutros e básicos (alcalinos) e pode desenvolver-se em solos muito alcalinos. Pode crescer à meia-sombra (bosque ligeiro) ou sem sombra. Prefere solos secos ou húmidos. O açafrão é uma famosa erva medicinal com uma longa história de utilização eficaz, embora atualmente seja pouco utilizada devido à existência de ervas mais baratas e mais eficazes. As partes utilizadas são os estiletes e os estigmas das flores, mas como são muito pequenos e difíceis de colher, são muito caros e, por conseguinte, muitas vezes adulterados por produtos de menor qualidade. Os estilos e os estigmas são anódinos, antiespasmódicos, afrodisíacos, aperitivos, carminativos, diaforéticos, emenagogos, expectorantes, sedativos e estimulantes. São utilizadas como diaforético para crianças, para tratar hemorragias crónicas no útero de adultos, para induzir a menstruação, tratar dores menstruais e acalmar indigestão e cólicas. Dos estigmas obtém-se um analgésico dentário. Os estiletes são colhidos no outono, quando a planta está em flor, e são secos para utilização posterior; não se conservam bem e devem ser utilizados no prazo de 12 meses. Este remédio deve ser utilizado com precaução, pois grandes doses podem ser narcóticas e quantidades de 10 g ou mais podem provocar um aborto. A planta é venenosa. A planta é perfeitamente segura numa utilização normal, mas sabe-se que 5 a 10 gramas de açafrão podem causar a morte.

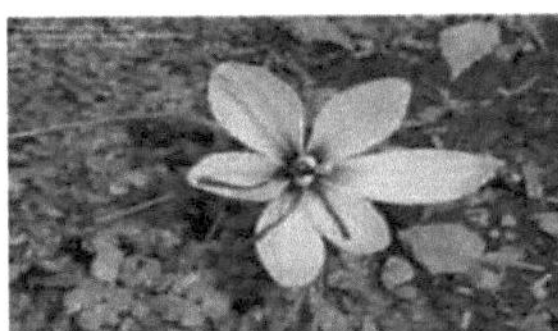 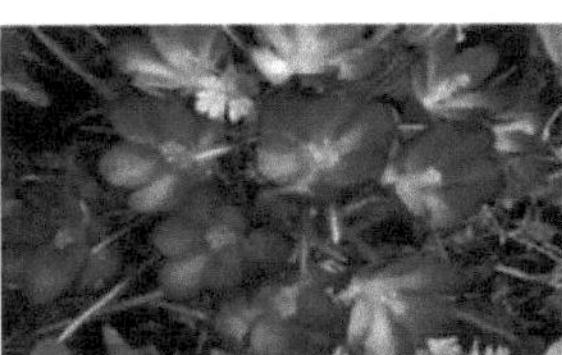 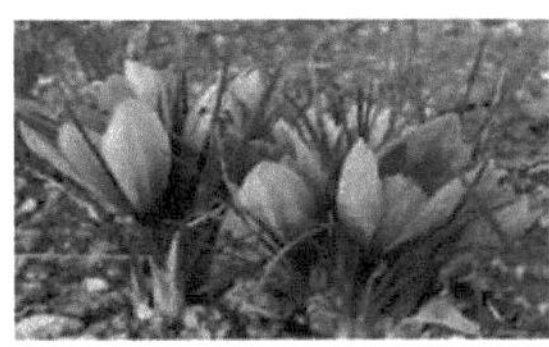

Iris florentina: A Iris florentina é uma PERENAL que cresce até 0,9 m por 0,6 m a um ritmo médio. Não é sensível às geadas. Floresce em maio e as sementes amadurecem de julho a agosto. As flores são hermafroditas (têm órgãos masculinos e femininos) e são polinizadas por insectos. A planta é auto-fértil. Apto para: solos ligeiros (arenosos) e médios (argilosos). pH adequado: solos ácidos, neutros e básicos (alcalinos). Pode crescer à meia-sombra (bosque ligeiro) ou sem sombra. Prefere solos húmidos. A raiz seca é diurética, expetorante e estomacal. É tomada internamente no tratamento de tosse, catarro e diarreia. Externamente, é aplicada em feridas profundas. A raiz é colhida no final do verão e no início do outono e seca para utilização posterior. O sumo da raiz fresca é um purgante forte de grande eficácia no tratamento da hidropisia. As folhas, e especialmente os rizomas, desta espécie contêm uma substância resinosa irritante chamada irisina. Se ingerida, pode causar graves perturbações gástricas. As plantas podem causar irritações na pele e alergias em algumas pessoas.

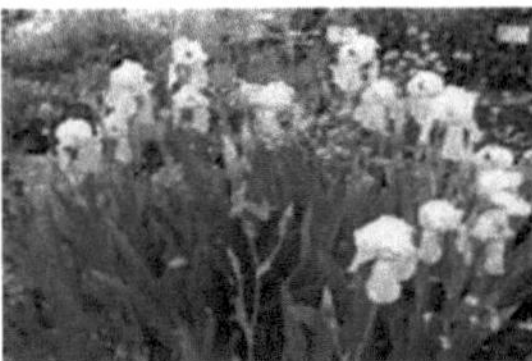 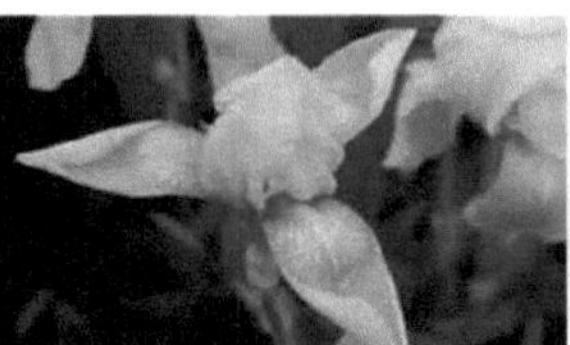 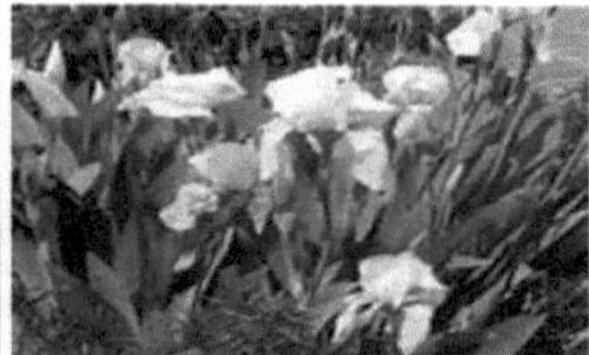

Allium cepa**:** O Allium cepa é um CULBO perene que cresce até 0,6 m. Não é sensível à geada. As flores são hermafroditas (têm órgãos masculinos e femininos) e são polinizadas por abelhas e insectos. Apto para: solos ligeiros (arenosos) e médios (argilosos) e prefere solos bem drenados. pH adequado: solos ácidos, neutros e básicos (alcalinos) e pode crescer em solos muito alcalinos. Não pode crescer à sombra. Prefere solos húmidos. Embora raramente utilizada especificamente como erva medicinal, a cebola tem uma vasta gama de acções benéficas para o organismo e, quando consumida (especialmente crua) regularmente, promove a saúde geral do corpo. O bolbo é anti-helmíntico, anti-inflamatório, anti-sético, antiespasmódico, carminativo, diurético, expetorante, febrífugo, hipoglicémico, hipotensivo, litotrópico, estomacal e tónico. Quando utilizado regularmente na alimentação, atenua as tendências para a angina, a arteriosclerose e o enfarte do miocárdio. É igualmente útil na prevenção das infecções orais e das cáries dentárias. As cebolas cozidas podem ser utilizadas como cataplasma para remover o pus das feridas. O sumo de cebola fresca é um tratamento de primeiros socorros muito útil para picadas de abelhas e vespas, mordidas, arranhões ou problemas de pele causados por fungos. Quando aquecido, o sumo pode ser colocado no ouvido para tratar a dor de ouvido. Também ajuda a formação de tecido cicatricial nas feridas, acelerando assim o processo de cicatrização, e tem sido utilizado como cosmético para remover sardas. Os bolbos das cultivares vermelhas são colhidos quando maduros no verão e utilizados para fazer um remédio homeopático. Este é utilizado particularmente no tratamento de pessoas cujos sintomas incluem olhos e nariz a escorrer. As monografias da Comissão E alemã, um guia terapêutico para medicamentos à base de plantas, aprovam o Allium cepa ou Cebola para perda de apetite, arteriosclerose, queixas dispépticas, febres e constipações, tosse/bronquite, hipertensão, tendência para infecções, inflamação da boca e da faringe, constipação comum. Registaram-se casos de envenenamento causados pelo consumo, em grandes quantidades e por alguns mamíferos, desta planta. Os cães parecem ser particularmente susceptíveis. Pode ocorrer eczema das mãos em caso de manuseamento frequente. Pode interferir com o controlo medicamentoso do açúcar no sangue.

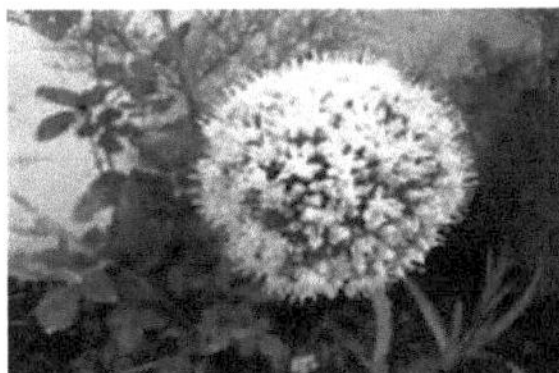
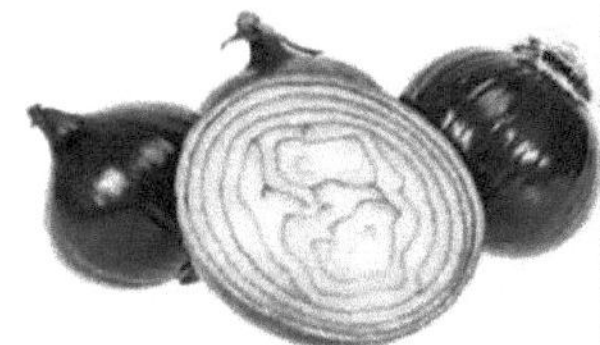
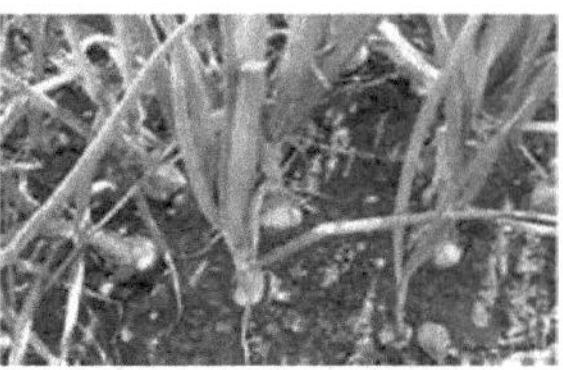

Allium porrum: O Allium porrum é um BOLBO que cresce até 0,9 m. Não é sensível à geada. As flores são hermafroditas (têm órgãos masculinos e femininos) e são polinizadas por abelhas e insectos. Adequado para: solos ligeiros (arenosos) e médios (argilosos), prefere solos bem drenados e pode crescer em solos argilosos pesados. pH adequado: solos ácidos, neutros e básicos (alcalinos) e pode desenvolver-se em solos muito alcalinos. Não pode crescer à sombra. Prefere os solos húmidos. Esta espécie possui as mesmas virtudes medicinais que o alho, mas de uma forma muito mais suave e menos eficaz. Estas virtudes são as seguintes: O alho tem uma longa história popular de utilização numa vasta gama de doenças, particularmente em doenças como a micose, a candidíase e a vaginite, em que as suas propriedades fungicidas, anti-sépticas, tónicas e parasiticidas provaram ser benéficas. Diz-se também que tem atividade anticancerígena. O uso diário de alho na dieta demonstrou ter um efeito muito benéfico no corpo, especialmente no sistema sanguíneo e no coração. Por exemplo, estudos demográficos sugerem que o alho é responsável pela baixa incidência de arteriosclerose em zonas de Itália e Espanha onde o consumo do bolbo é elevado. O bolbo é considerado anti-helmíntico, anti-asmático, anti-colesterolémico, anti-sético, antiespasmódico, colagogo, diaforético, diurético, expetorante, febrífugo, estimulante, estomacal, tónico e vasodilatador. O bolbo esmagado pode ser aplicado como cataplasma para aliviar a dor de mordeduras, picadas, etc. Embora não tenham sido observados relatos individuais relativos a esta espécie, registaram-se casos de envenenamento causados pelo consumo, em grandes quantidades e por alguns mamíferos, de certos membros deste género. Os cães parecem ser particularmente susceptíveis.

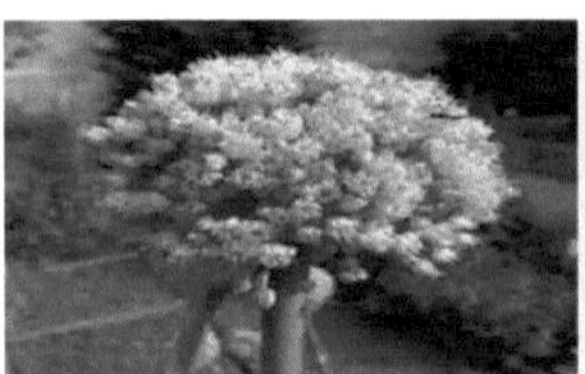 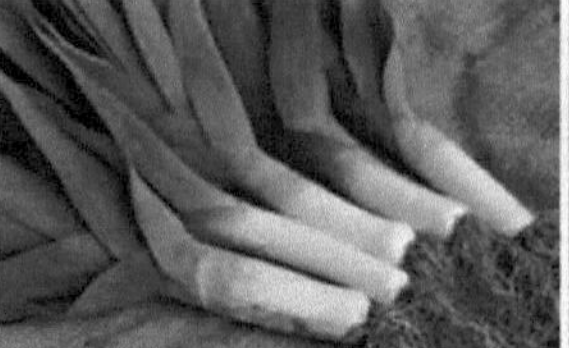 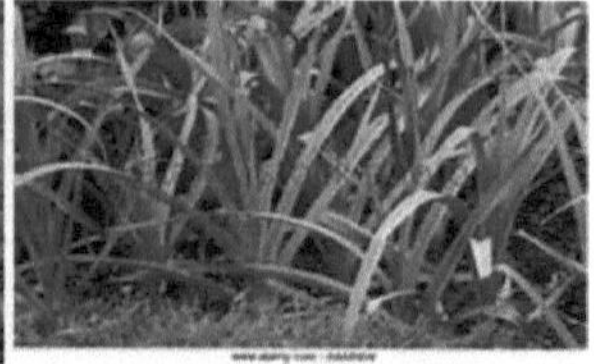

Allium sativum: O Allium sativum é um BOLBO que cresce até 0,6 m por 0,2 m. Não é sensível à geada. As flores são hermafroditas (têm órgãos masculinos e femininos) e são polinizadas por abelhas e insectos. Adequado para: solos ligeiros (arenosos) e médios (argilosos) e prefere solos bem drenados. pH adequado: solos ácidos, neutros e básicos (alcalinos) e pode crescer em solos muito alcalinos. Não pode crescer à sombra. Prefere solos secos ou húmidos. O alho tem uma longa história popular de utilização numa vasta gama de doenças, particularmente em doenças como a micose, Candida e vaginite, onde as suas propriedades fungicidas, anti-sépticas, tónicas e parasiticidas provaram ser benéficas. A planta produz efeitos inibidores sobre os germes gram-negativos do grupo da febre tifoide-paratifoide-enterite, possui propriedades germicidas notáveis e pode manter afastada a disenteria amebiana. Diz-se também que tem uma atividade anticancerígena. Foi também demonstrado que o alho ajuda a desintoxicar o envenenamento crónico por chumbo. O uso diário de alho na dieta demonstrou ter um efeito muito benéfico no corpo, especialmente no sistema sanguíneo e no coração. Por exemplo, estudos demográficos sugerem que o alho é responsável pela baixa incidência de arteriosclerose em áreas de Itália e Espanha onde o consumo do bolbo é elevado. Estudos recentes indicam também que o alho reduz o metabolismo da glicose nos diabéticos, retarda o desenvolvimento da arteriosclerose e diminui o risco de novos ataques cardíacos em doentes com enfarte do miocárdio. A nível externo, o sumo expresso é um excelente anti-sético para o tratamento de feridas. O bolbo fresco é muito mais eficaz do que os bolbos armazenados, uma vez que o armazenamento prolongado reduz consideravelmente a ação antibacteriana. O bolbo é considerado anti-helmíntico, anti-asmático, anti-colesterolémico, anti-sético, antiespasmódico, colagogo, diaforético, diurético, expetorante, febrífugo, estimulante, picante, estomacal, tónico, vasodilatador. As monografias da Comissão E alemã, um guia terapêutico para a medicina herbácea, aprovam o Allium sativum para a arteriosclerose, hipertensão, níveis elevados de colesterol. Registaram-se casos de envenenamento causados pelo consumo, em grandes quantidades e por alguns mamíferos, desta espécie. Os cães parecem ser particularmente susceptíveis. Evitar com medicamentos anti-coagulantes. A amamentação pode agravar as cólicas do bebé. Evitar várias semanas antes da cirurgia. Mau hálito!!!

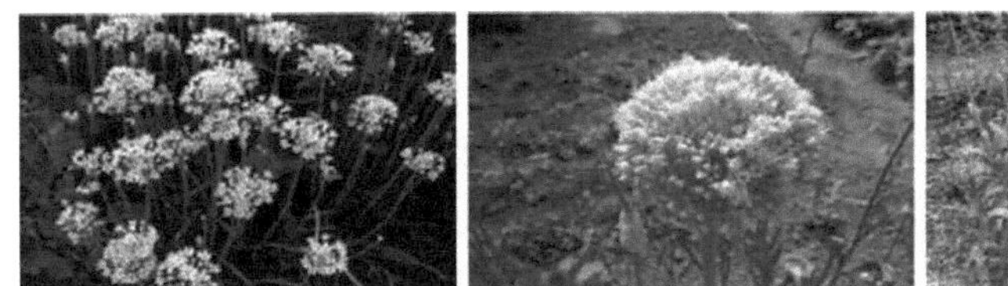
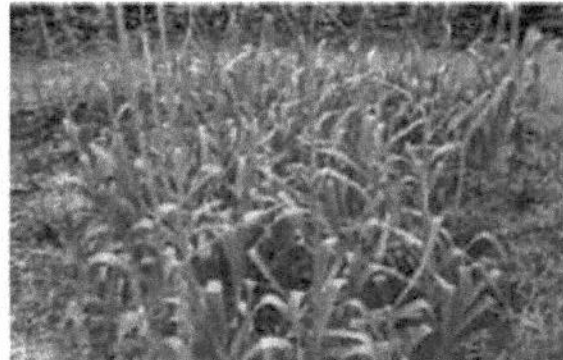

Phoenix dactylifera: A Phoenix dactylifera é uma árvore que cresce até aos 15 m a um ritmo lento. As flores são hermafroditas (têm órgãos masculinos e femininos). Adequada para: solos ligeiros (arenosos), médios (argilosos) e pesados (argilosos). pH adequado: solos ácidos, neutros e básicos (alcalinos). Pode crescer à meia-sombra (bosque ligeiro) ou sem sombra. Prefere os solos húmidos. As tâmaras contêm taninos com propriedades antioxidantes que têm caraterísticas anti-inflamatórias comprovadas. As tâmaras são também uma excelente fonte de vitamina A, que ajuda na visão e na saúde da pele, e protege contra o cancro oral e do pulmão. As tâmaras protegem contra a degenerescência macular relacionada com a idade, devido ao elevado teor do carotenoide zea-xantina.

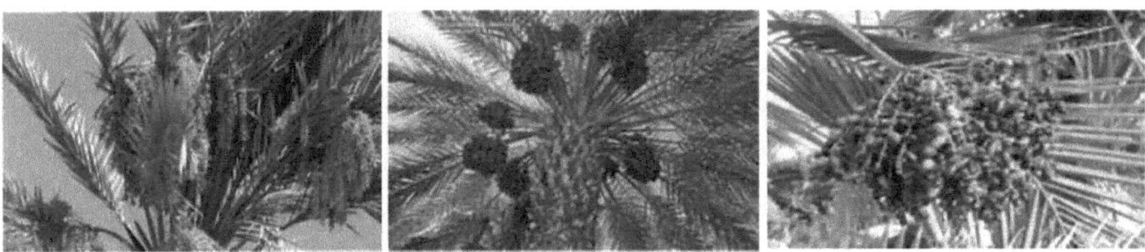

5-Spermatófitas Divisão-Gimnospérmicas Subdivisão:

cupressus sempervirens: O Cupressus sempervirens é uma árvore de folha perene que cresce até 30 m por 5 m a um ritmo médio. As flores são monóicas (as flores individuais são masculinas ou femininas, mas ambos os sexos podem ser encontrados na mesma planta) e são polinizadas pelo vento. Adaptado a: solos ligeiros (arenosos), médios (argilosos) e pesados (argilosos), prefere solos bem drenados e pode crescer em solos pobres em nutrientes. pH adequado: solos ácidos, neutros e básicos (alcalinos). Não pode crescer à sombra. Prefere os solos secos ou húmidos e tolera a seca. Os cones e os ramos jovens são anti-helmínticos, antipiréticos, anti-reumáticos, anti-sépticos, adstringentes, balsâmicos e vasoconstritores. São colhidos no final do inverno e no início da primavera, sendo depois secos para utilização posterior. Tomado internamente, é utilizado no tratamento de tosse convulsa, cuspo de sangue, tosse espasmódica, constipações, gripes e dores de garganta. Aplicado externamente sob a forma de loção ou de óleo essencial diluído (utilizando um óleo como o de amêndoa), adstringe as varizes e as hemorróidas, apertando os vasos sanguíneos. Um escalda-pés com os cones é utilizado para limpar os pés e combater a transpiração excessiva. O óleo essencial extraído não deve ser tomado internamente sem orientação profissional. A resina é obtida da árvore através de incisões no tronco. Esta tem uma ação vulnerária sobre as feridas de cicatrização lenta e favorece igualmente o aparecimento de brancas. Um óleo essencial extraído das folhas e dos cones é utilizado em aromaterapia. A sua palavra-chave é "adstringente".

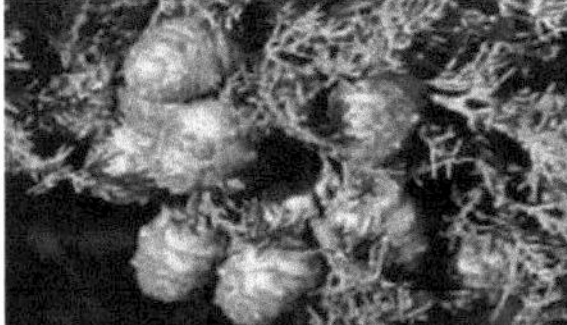 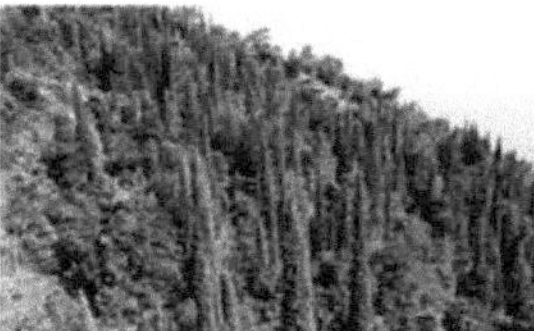 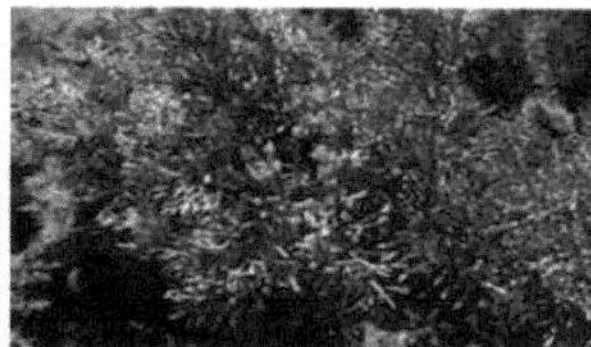

Pinus sylvestris: O Pinus sylvestris é uma árvore perene que cresce rapidamente até 25 m por 10 m. As flores são monóicas (as flores individuais são masculinas ou femininas, mas ambos os sexos podem ser encontrados na mesma planta) e são polinizadas pelo vento. As flores são monóicas (as flores individuais são masculinas ou femininas, mas ambos os sexos podem ser encontrados na mesma planta) e são polinizadas pelo vento. A planta não é auto-fértil. É conhecida por atrair a vida selvagem. Adequado para: solos ligeiros (arenosos) e médios (argilosos), prefere solos bem drenados e pode crescer em solos pobres em nutrientes. pH adequado: solos ácidos, neutros e básicos (alcalinos) e pode desenvolver-se em solos muito ácidos e muito alcalinos. Pode crescer à meia-sombra (bosque ligeiro) ou sem sombra. Prefere solos secos, húmidos ou molhados e tolera a seca. A planta tolera a exposição marítima. Tolera a poluição atmosférica. O pinheiro-da-escócia tem uma vasta gama de utilizações medicinais, sendo especialmente apreciado pela sua ação anti-séptica e pelo seu efeito benéfico no sistema respiratório. Não deve ser utilizado por pessoas com tendência a reacções alérgicas na pele e o óleo essencial não deve ser utilizado internamente, a não ser sob supervisão profissional. A terebintina obtida a partir da resina é anti-reumática, anti-séptica, balsâmica, diurética, expetorante, rubefaciente e vermífuga. É um remédio valioso no tratamento de afecções renais, da bexiga e reumáticas, e também em doenças das membranas mucosas e no tratamento de queixas respiratórias. Externamente, é utilizado sob a forma de emplastros de linimento e inaladores. As folhas e os rebentos jovens são anti-sépticos, diuréticos e expectorantes. São colhidas na primavera e secas para utilização posterior. São utilizadas internamente pelo seu efeito ligeiramente anti-sético no peito e são também utilizadas para tratar o reumatismo e a artrite. Podem ser adicionadas à água do banho para tratar a fadiga, o esgotamento nervoso, a insónia e as irritações da pele. Também podem ser utilizadas como inalante no tratamento de várias doenças do peito. O óleo essencial das folhas é utilizado no tratamento da asma, da bronquite e de outras infecções respiratórias, e também para distúrbios digestivos, como a constipação. Um óleo essencial obtido da semente tem propriedades diuréticas e estimulantes das vias respiratórias. As sementes são utilizadas no tratamento de bronquite, tuberculose e infecções da bexiga. Uma decocção das sementes pode ser aplicada externamente para ajudar a suprimir o corrimento vaginal excessivo. A planta é utilizada nos remédios florais de Bach - as palavras-chave para a prescrever são "Auto-repreensão", "Sentimentos de culpa" e "Desânimo". O óleo essencial é utilizado em aromaterapia. A sua palavra-chave é "Revigorante". A madeira, a serradura e as resinas de várias espécies de pinheiro podem provocar dermatites em algumas pessoas.

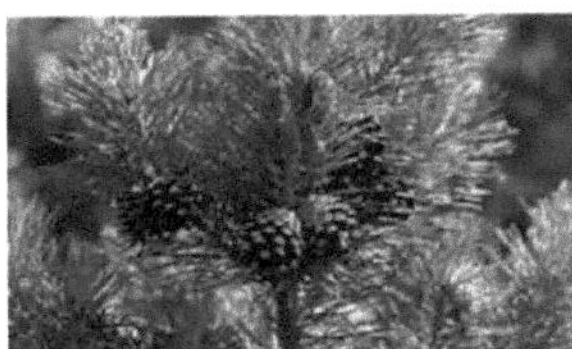 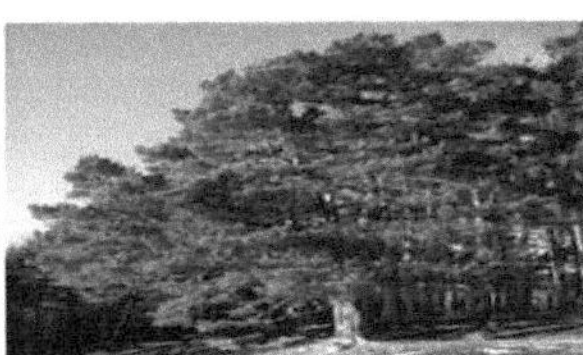 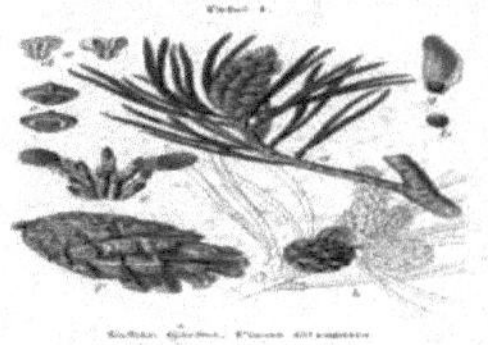

CAPÍTULO 4

Discussão:

1- As variações climáticas na província de Fars provocaram o crescimento de uma vasta gama de plantas de diferentes famílias e este fator foi o que mais contribuiu para que a província se transformasse nas maiores plantas medicinais do país.
2- A maioria das famílias de plantas medicinais na província de Fars inclui Leguminoseae-Rosaceae- Cruciferae e Umbelliferae.
3- Muitas plantas medicinais na província de Fars, como Crocus sativus- Oryza sativa-Cerasus avium, Citrus limonum, encontram-se apenas em certas partes e a sua distribuição é limitada.
4- Algumas das plantas medicinais Peganum harmala- Punica granatum- Triticum sp. foram amplamente distribuídas e são observadas noutros locais também.
5- O desenvolvimento da produção e utilização de plantas medicinais é uma das formas mais importantes de criar empregos para a população local e só seria possível com a cooperação de uma maquinaria eficiente do governo.
6- Devido à situação atual na província, a possibilidade de expandir a produção de plantas e produtos medicinais já é maior do que antes.

Referências:

1-Golgolab, H. Gia (Guia das plantas), Bouzarjmehri Press, p. 404.

2-Omidbaigi, R.1995-2000, Approaches to producing and processing of medicinal plants, primeiro, segundo e terceiro volumes Astan Quds Razavi press, p. 1103.

3-Hakimimeybodi, M.H. 2009, Identification of Iranian rangeland plants, University Press Center, p. 189.

4-Zargari, A. 2014, Medicinal plants, primeiro, segundo, terceiro, quarto e quinto volumes, Tehran University Press, p.4274.

5-Mobin, S. 1978-1995, Vegetation of Iran, Volume I, II, III e IV, Tehran University Press, p. 1958.

6-Jouri, M.H. Mahdavi, M. 2010, Applied identification of rangeland plants, Aeezh Press, p. 436.

7-Hashemi, M. 2006, A dictionary of agriculture and natural resources, Farhang Jame Publishers, p. 640.

8-Adl, E. 1970, Divisions of climate and vegetation of Iran, Tehran University Press.

9-Plantas para um futuro (http://www.pfaf.org)

10-Mozaffarian, V. 1996, A dictionary ofIranian plant names, Farhang Moaser Press, p. 740.

11-Mahvan E. 2002, A dictionary of Iranian plants, Soroush Press, p. 656.

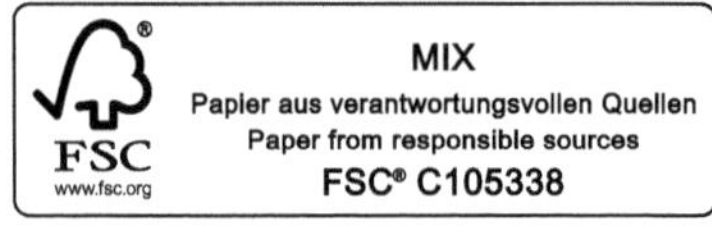

Printed by Books on Demand GmbH, Norderstedt / Germany